膝骨关节炎非手术治疗

中医护理技术手册

主 编 谭红略 程月起

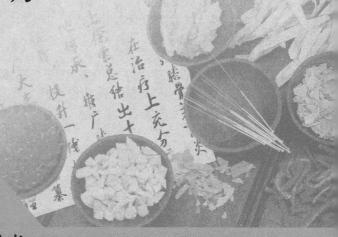

人民卫生出版社
·北京·

图书在版编目（CIP）数据

膝骨关节炎非手术治疗中医护理技术手册 / 谭红略，程月起主编 . -- 北京：人民卫生出版社，2025. 2.
ISBN 978-7-117-37535-1

Ⅰ. R248. 9-62

中国国家版本馆CIP数据核字第2025QT5307号

人卫智网	**www.ipmph.com**	医学教育、学术、考试、健康，购书智慧智能综合服务平台
人卫官网	**www.pmph.com**	人卫官方资讯发布平台

膝骨关节炎非手术治疗中医护理技术手册

Xiguguanjieyan Feishoushu Zhiliao Zhongyi Huli Jishu Shouce

主　　编：谭红略　程月起
出版发行：人民卫生出版社（中继线 010-59780011）
地　　址：北京市朝阳区潘家园南里 19 号
邮　　编：100021
E - mail：pmph @ pmph.com
购书热线：010-59787592　010-59787584　010-65264830
印　　刷：北京顶佳世纪印刷有限公司
经　　销：新华书店
开　　本：889×1194　1/32　　**印张：**4.5
字　　数：94 千字
版　　次：2025 年 2 月第 1 版
印　　次：2025 年 4 月第 1 次印刷
标准书号：ISBN 978-7-117-37535-1
定　　价：30.00 元

打击盗版举报电话：010-59787491　E-mail：WQ @ pmph.com
质量问题联系电话：010-59787234　E-mail：zhiliang @ pmph.com
数字融合服务电话：4001118166　　E-mail：zengzhi @ pmph.com

序

　　膝骨关节炎早期多以非手术治疗为宜,临床上常用非手术疗法,尤以中医疗法为主。适用于膝骨关节炎的中医护理操作技术是一种非手术治疗的基本方法,在临床运用中具有独特的中医特点及优势。中华人民共和国成立后,中医学和中医护理适宜技术正式分开,中医护理适宜技术由此逐渐得到发展。《进一步改善护理服务行动计划(2023—2025年)》明确指出"提升中医护理能力"。因此,当前应加快将中医护理适宜技术应用到患者的健康服务中,加强中医护理适宜技术的推广,以此来提高中医护理适宜技术在疾病预防控制及治疗中的效果,充分发挥中医护理适宜技术的优势。

　　随着我国人口老龄化持续发展,膝骨关节炎的发病率逐年上升。我国60岁以上老年人中,膝骨关节炎的发病率为49%左右,且该病的病程长,严重影响患者的生活质量。在该病的早、中期,尚未形成关节严重活动受限、僵硬甚至畸形,仅以局部关节疼痛、肿胀为主要表现,此时中医药治疗的效果突出。艾灸、推拿、药浴、熏蒸、穴位按摩等中医护理适宜技术在该病的治疗中更是发挥了积极的作用。护士作为专业的卫生技术人员,是中医护理适宜技术的主要实施者。为了进一步指导中医护理适宜技术在膝骨关节炎疗护中的运用,提高临床实践质量,规范护理行为,于是《膝骨关节炎非手术治疗中医护理技术手册》应运而生。

编撰团队基于丰富的临床实践经验,结合国家中医药管理局相关技术规范编撰本书,以期为临床一线护理人员实施相关操作提供参考。衷心希望本书能够促进中医护理适宜技术知识的传播,提高患者对护理人员的满意度,促进患者生存质量和护理质量的提高,给广大读者带去更多健康帮助与支持。

河南省洛阳正骨医院(河南省骨科医院)院长

吴晓龙

2024 年 8 月

前　言

　　膝骨关节炎以膝关节疼痛、活动受限、功能障碍及畸形为主要表现，是临床中常见的一种慢性、退行性疾病，其发生发展与急慢性关节损伤、年龄、肥胖及代谢性骨病等多种因素有关。中医认为骨关节炎属于"痹病"范畴。《古今医鉴》所载"盖由元精内虚，而为风寒湿三气所袭，不能随时祛散，流注经络，入而为痹"及《医林改错》所载"痹症有瘀血说"，提示其病机为正气虚亏、肝肾不足，痰瘀阻络、湿邪侵袭。因此，膝骨关节炎的疗护应以祛风除湿、活血化瘀、温经通络为主。中医护理适宜技术如中药熏蒸、中药溻渍、中药泡洗、中药硬膏热贴敷等，在祛风除湿、活血通络方面能起到独特优势，能起到舒筋通络、松解粘连、改善局部循环、促进炎症吸收、恢复关节功能的作用。

　　　中医护理适宜技术凭借其方法简便、经济实用、疗效可见、副作用少等特点，在临床中广泛应用。为了更科学、规范地促进中医护理适宜技术在膝骨关节炎疗护中的应用，我们梳理、总结了 16 项膝骨关节炎中医护理适宜技术。本书涵盖灸法、穴位按摩、中药外治等多种治疗方法，临床运用时，建议针对不同症状的膝骨关节炎患者，通过辨证施护、结合不同的适宜技术，取长补短，以最佳的综合疗法进行治疗。书中不仅阐述了每一项护理技术的作用机制、方法目的、适应证、禁忌证、用物准备、操作规程、注意事项、健康宣教、关键流程,还明确指出每一项技术操作的风险点及规避该风险点的具体护理措施,以免在临床实践中发生不良事件。另外,本书还采用图文对照形式对关键流程进行展示,便于更好地指导临床操作。本书紧扣护理临床操作需求,以科学、实用、好用为原则,立足传承与创新。

受编写经验、水平所限,本书虽经多次修改,但不足之处在所难免,敬请广大同仁及读者在阅读和使用过程中给予批评指正,便于后期修订完善。

编者
2024 年 8 月

目 录

第八章　中药涂药（骨炎膏外敷）技术操作 规程 ………………………………… 059

第一章　下肢皮肤牵引技术
操作规程

一、概述

（一）定义

皮肤牵引是一种在皮肤上使用粘膏或牵引带等使牵引力直接作用于皮肤，间接牵拉肌肉和骨骼的牵引方法。比如，借助胶布将牵引带一端贴于患侧皮肤上，或用泡沫塑料布将牵引带包压于患侧皮肤上，利用肌肉在骨骼上的附着点，将牵引力传递到骨骼上；牵引带另一端连接扩张板，于扩张板中心钻孔穿绳打结，再通过牵引架的滑轮装置，悬吊适当的重量进行持续牵引。下肢皮肤牵引即将牵引带近端固定在小腿处，松紧适宜，而远端利用滑轮改变牵引的力量和方向，悬吊适当的牵引锤进行牵引。

（二）适应证

适用于膝骨关节炎早期、中期保守治疗。

（三）禁忌证

皮肤存在炎症、溃疡者，以及患有静脉血栓、静脉曲张等疾病者，都不宜使用，以免加重病情。

（四）用物准备

治疗车、牵引架、牵引锤、牵引带、牵引绳、治疗卡，必要时备毛巾。

（五）操作规程

1. 衣帽整洁，洗手，戴口罩。

2. 备齐并检查用物。

3. 根据医嘱核对治疗单，核对患者身份。

4. 告知患者实施该项技术的方法及目的，取得患者的理解与配合。

方法：将下肢牵引带包压于患侧小腿皮肤上，利用肌肉在骨骼上的附着点，将牵引力传递到骨骼上，再通过牵引架的滑轮装置，悬吊适当的重量进行牵引。每日2次，每次30分钟。

目的：牵引可增加膝关节间隙，从而改善膝关节周围软组织血运、缓解肌肉痉挛、增加关节活动度，具有放松肌肉、开通闭塞、活血止痛的作用。

5. 协助患者取舒适体位，暴露并评估下肢皮肤。注意保护隐私，注意保暖。

6. 再次核对牵引部位。调整牵引角度，检查牵引架螺丝处，保证螺丝固定。

7. 协助患者取仰卧位，将牵引带固定于患侧小腿上，其中牵引带近端平髌骨下缘、远端不超过踝关节。一般采用水平牵引，根据膝关节屈曲挛缩程度，在腘窝下垫合适高度的软枕,使下肢纵轴与牵引力线保持一致。在牵引过程中,下肢纵轴需与牵引力线保持一致,不能随意改变体位,以免牵引失效。对于屈曲挛缩畸形者,采用顺势牵引,避免引起患者膝关节疼痛加重,并逐渐过渡到水平牵引。

注:顺势牵引是指顺着与患者病变一致的角度进行牵引。当患者的膝关节角度得以改善后,牵引的角度也随之改变。

8. 牵引绳一端连接牵引带,另一端通过牵引床尾的滑轮连接牵引锤。保持牵引绳与患侧肢体在一条轴线上。

9. 牵引锤重量为 2~3kg。牵引过程中注意观察患侧肢体末梢血液循环及感觉情况,以便及时调整牵引力的大小。

10. 整理床单位,告知患者注意事项。

11. 整理用物,洗手,记录牵引开始时间,计时 30 分钟。

12. 30 分钟后取下牵引锤、牵引带,嘱患者卧床休息 10~20 分钟后再下床活动。

(六)注意事项

1. 牵引过程中,保持牵引绳在滑轮内,牵引锤悬空、不可靠床架或着地。保持牵引力线与治疗目的一致。

2. 保持皮肤牵引套不能松散或脱落。

3. 酌情抬高床尾,遵医嘱保持牵引角度。

4. 疼痛明显的患者,去除牵引锤时,应逐渐去除,以防肌肉快速回缩。

(七)风险点

有腓总神经受损的可能。

（八）风险管控措施

1. 保持足踝部90°，如病情允许可活动踝关节，以防关节僵硬或跟腱挛缩。

2. 皮肤牵引时，腓骨头处可垫软枕，以免受压。

3. 下肢皮肤牵引时，患肢保持外展中立位。为防止患肢外旋，可将患肢外侧稍垫高。

4. 告知患者及家属，如患者感觉足背部麻木、背伸无力等（腓总神经损伤的表现）时，应及时通知医护人员。

（九）健康宣教

1. 告知患者及家属，不能在牵引绳上压放衣物和被褥，双足不能蹬床栏。

2. 告知患者及家属，不可随意调节牵引重量及角度。

3. 告知患者，在牵引过程中，不能随意改变体位，以免牵引失效；需改变体位时，通知护士。

4. 告知患者，如感觉足背部麻木、背伸无力，应及时通知医护人员。

二、关键流程

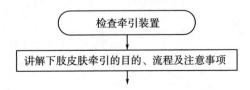

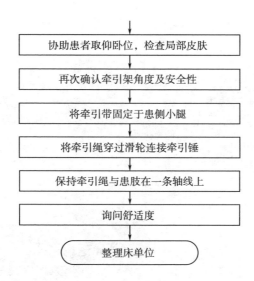

协助患者取仰卧位，检查局部皮肤
再次确认牵引架角度及安全性
将牵引带固定于患侧小腿
将牵引绳穿过滑轮连接牵引锤
保持牵引绳与患肢在一条轴线上
询问舒适度
整理床单位

三、关键流程图解

1. **用物准备**　治疗车、牵引架、牵引锤、牵引带、牵引绳、治疗卡，必要时备毛巾。（图 1-1）

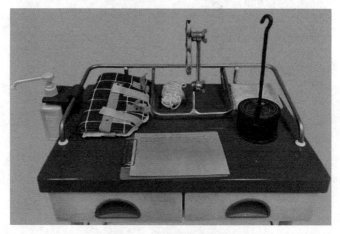

图 1-1　牵引用物准备

2. 体位舒适,暴露并评估下肢皮肤。(图1-2)

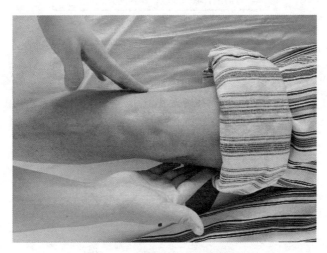

图1-2　暴露并评估下肢皮肤

3. 调整牵引角度,检查牵引架螺丝处,保证螺丝固定。(图1-3)

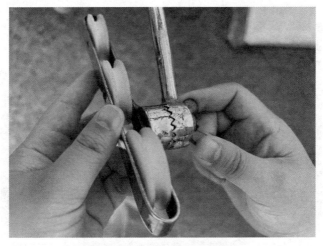

图1-3　调整、检查牵引架

4. 患者取仰卧位,将牵引带固定于患侧小腿上,其中牵引带近端平髌骨下缘、远端不超过踝关节。(图1-4)

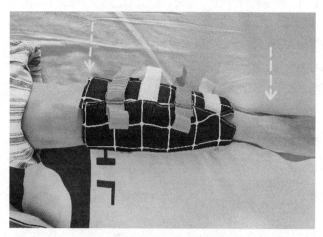

图1-4　固定牵引带

5. 牵引绳一端连接牵引带,另一端通过牵引床尾的滑轮连接牵引锤。保持牵引绳与患侧肢体在一条轴线上。(图1-5)

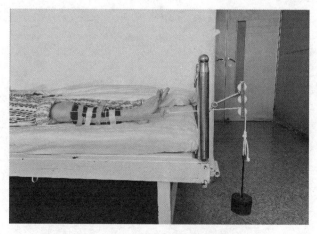

图1-5　用牵引绳连接牵引带

参考文献

[1] 胥少汀,葛宝丰,徐印坎.实用骨科学 [M].2 版.北京:人民军医出版社,1999:241.

[2] 张洪丽,吕柳,王晓君,等.牵引治疗膝骨关节炎的研究进展 [J].风湿病与关节炎,2020,9(6):73-75.

[3] 郝军.膝关节保养一点通 [M].北京:人民卫生出版社,2016:95.

[4] 张洪赞,许书贞,曹玉举,等.针刀结合下肢皮牵引治疗膝骨关节炎 [J].中医正骨,2019,31(1):57-59,69.

第二章　中药熏蒸技术操作规程

一、概述

（一）定义

中药熏蒸借助中药药性和热力作用于病变部位，可扩张皮肤毛细血管，加快局部血液循环以及新陈代谢，具有疏通腠理、祛风除湿、通畅气血、清热解毒、消肿止痛、疏风止痒等功效，从而达到预防和治疗疾病的目的。

中药熏蒸是以中医药理论为指导，利用中药液熏蒸全身或局部患处的一种中药外治疗法，具有操作简便、起效快、安全性高、不良反应小、费用低廉、患者易接受等优势。研究显示，中药治疗膝骨关节炎疗效显著，能够消除患者膝关节肿胀、缓解疼痛、改善关节活动度，提高患者预后水平，安全性相对较好。

（二）适应证

类风湿关节炎、风湿性关节炎，以及其他痹病导致的关节肿胀、疼痛和活动受限等。

（三）禁忌证

重症高血压、心脏病、急性脑出血、高热、大失血或重度贫血患者，孕妇及月经期女性、饭前饭后半小时及过度疲劳者，禁用熏蒸法。

对中药液过敏者、膝关节局部有感染病灶且已化脓破溃者、血栓形成早期患者，禁止使用。

（四）用物准备

自动温控熏蒸床（打开电源开关，检查机器性能是否良好，设定并测量温度为 50～55℃）、大浴巾、枕头、治疗车、毛巾2条、一次性中单、中药液等。

（五）操作规程

1. 衣帽整洁，洗手，戴口罩。

2. 备齐并检查用物。

3. 根据医嘱核对治疗单，核对患者身份。

4. 告知患者实施该项技术的方法及目的，取得患者的理解与配合。

方法及目的：中药熏蒸是借助水蒸气温热之力及中药本身的功效，起到活血、消肿、止痛、祛风除湿等作用的一种治疗方法。每日2次，每次30分钟。

5. 询问患者过敏史，评估患者全身情况及局部皮肤情况。

6. 协助患者到熏洗室，铺一次性中单，核对中药液后将其倒入熏蒸床内。

7. 关闭门窗,调节室温,避免患者感受风寒。

8. 扶患者坐于熏蒸床上,隔帘遮挡,取合适体位,暴露熏蒸部位于熏蒸容器正上方,盖好盖被,避免热气散发。

9. 根据医嘱设定熏蒸时间,一般为 30 分钟。熏蒸 5 分钟左右,根据患者的皮肤情况及耐受程度,再次调节温度至患者感觉舒适,并随时询问、观察患者有无不适,以防烫伤。(熏蒸药液温度以 50～55℃为宜)

10. 熏蒸完毕,关闭电源开关。嘱患者治疗结束后饮温开水 300～500ml,以补充水分、增加血容量,有利于代谢废物的排出。小儿及老年人酌减。

11. 用毛巾擦干熏蒸部位,协助患者穿衣,注意保暖,必要时换药。观察熏蒸部位皮肤有无红肿、瘙痒。

12. 撤去用物,护送患者回病房,记录、签名。

13. 清洗消毒熏蒸床。

(六)注意事项

1. 检查自动温控熏蒸床的性能是否良好。使用熏蒸床时,中药液应完全浸没电热管,以防电热管受损。

2. 设定温度时,根据患者耐受情况随时调节。熏蒸药液温度不宜过高,一般为 50～55℃,以防烫伤。治疗过程中如出现异常情况,立即关闭面板上的电源开关,拔下插座。

3. 询问患者既往史、药物过敏史,随时评估患者体质及熏蒸部位皮肤情况。熏蒸时应在患处盖上浴巾,防止受凉感冒。

4. 熏蒸过程中适时询问患者有无头晕、心慌等不适,如有问题,及时处理。

5. 熏蒸后协助患者缓慢下床,以免造成体位性低血压;穿衣保暖,注意避风休息。

6. 观察局部情况,如发现熏蒸部位有红肿、皮疹、瘙痒等过敏表现,及时报告医师,给予处理。

7. 床上用物及熏蒸药液应每人更换,不可交叉使用。每次熏蒸结束后,及时关闭电源、清洁药液容器。

8. 熏蒸床随时保持清洁,表面有药液时及时清洁干净;熏洗室每日定时通风换气,保持室内空气清新。

(七)风险点

1. 有发生过敏的可能。
2. 有发生烫伤的可能。

(八)风险管控措施

1. 有发生过敏的可能

(1)熏蒸前询问患者既往史及药物过敏史。

(2)评估患者患侧局部皮肤情况,有无红肿、皮疹、破损等情况。

(3)熏蒸过程中及时询问患者有无不适,若感觉局部皮肤有发痒、红肿或出现皮疹等情况,应立即停止治疗,给予对症处理。

2. 有发生烫伤的可能

(1)熏蒸前评估患者局部皮肤情况及对热的耐受程度。

(2)熏蒸药液温度不宜过高,以50~55℃为宜。

（3）老年人、儿童及感觉异常者,熏蒸药液温度不宜超
50℃。

（4）加强巡视,观察患者有无不适。

（九）健康宣教

1. 熏蒸时间不宜超过 30 分钟,温度不宜过高。

2. 熏蒸过程中如有头晕等不适,应立即呼叫护士,停止
治疗。

3. 熏蒸后应缓慢下床,走出室外应注意保暖,及时补充
水分。

4. 年老者应有专人陪护。

二、关键流程

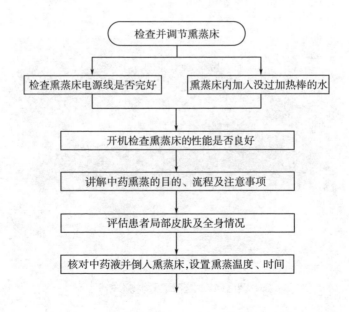

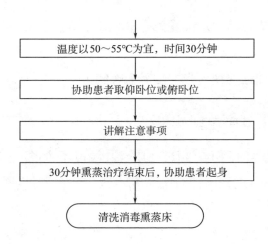

三、关键流程图解

1. **用物准备**　大浴巾、枕头、治疗车、毛巾 2 条、一次性中单、中药液等。（图 2-1）

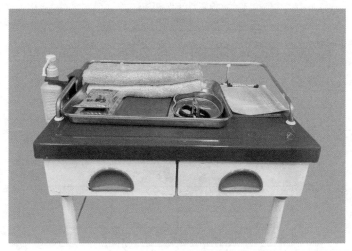

图 2-1　中药熏蒸用物准备

2. 自动温控熏蒸床(调试温度)。(图2-2)

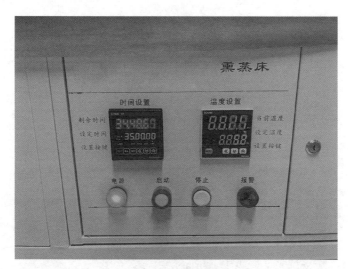

图2-2 调试温度

3. 暴露熏蒸部位于熏蒸容器正上方。(图2-3)

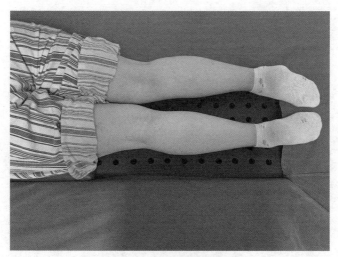

图2-3 暴露熏蒸部位

4. 协助盖好盖被,注意防寒保暖。(图2-4)

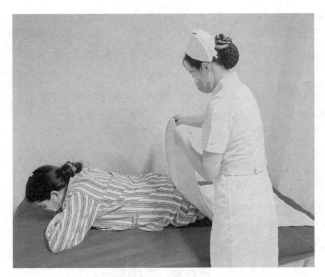

图2-4　盖好盖被

5. 熏蒸过程中可协助患者变换体位,采取仰卧位或俯卧位。(图2-5)

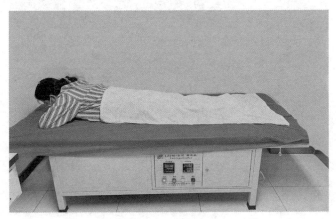

图2-5　患者体位

参考文献

[1] 张俊忠, 秦长伟, 李景银, 等 . 中药熏洗疗法研究概况 [J]. 山东中医药大学学报, 2011, 35(5): 463-465.

[2] 张脉青, 朱建华, 张桂林 . 中药熏洗配合针刺对气滞血瘀型膝骨关节炎患者疼痛症状、膝关节功能以及炎症状态的影响 [J]. 中国中医药科技, 2022, 29(2): 224-226.

[3] 朱立国, 周帅琪, 魏戌, 等 . 中药治疗膝骨关节炎的临床研究进展 [J]. 医学综述, 2021, 27(5): 973-977.

第三章　中药泡洗技术操作规程

一、概述

（一）定义

中药泡洗是借助泡洗时洗液的温热之力及药物本身的功效，通过用洗液浸洗全身或局部皮肤，起到活血、消肿、止痛、祛瘀生新等作用的一种操作方法。

（二）适应证

适用于软组织损伤、皮肤破损、关节疼痛、关节强直、肌腱粘连等。

（三）禁忌证

1. 高热、出血性疾病、活动性结核患者，以及妊娠期妇女、严重心功能不全者、治疗部位有金属异物或带有心脏起搏器者，禁止使用。

2. 对直流电不能耐受者、皮肤感觉迟钝者，慎用。

（四）用物准备

治疗车、治疗盘、治疗卡、手消毒液、小毛巾 3 条、药浴袋、水温计、药壶（内盛中药液）、污物盆、弯盘、腿浴治疗仪。

（五）操作规程

1. 衣帽整洁，洗手，戴口罩。

2. 备齐并检查用物。

3. 根据医嘱核对治疗单，核对患者身份。

4. 告知患者实施该项技术的方法及目的，取得患者的理解与配合。

方法及目的：中药泡洗是借助泡洗时洗液的温热之力及药物本身的功效，通过用洗液浸洗全身或局部皮肤，起到活血、消肿、止痛、祛瘀生新等作用的一种治疗方法。每日 2 次，每次 30 分钟。

5. 询问患者过敏史，评估患者全身情况及局部皮肤情况。

6. 关闭门窗，调节室温，避免患者感受风寒，注意屏风遮挡。

7. 根据泡洗部位，协助患者取适宜体位，充分暴露患处。

8. 将泡洗桶平置于地面上，摆放在适合患者泡洗的适当位置。桶内注入清水，水量约占桶内容积的 2/3。

9. 插上电源线，打开电源开关，听到"滴"声，则仪器开始加热。

10. 将药浴袋装入桶中，核对无误后加入中药液。

11. 按下温度开关，选择合适的温度，将药液温度设置为 40℃左右；按下时间开关，选择治疗时间 30 分钟。

12. 用水温计测量水温，用毛巾擦干水温计。泡洗温度以 38～42℃为宜，初次治疗者温度应酌减。

13. 温度适宜时,取小毛巾垫于桶沿,将患者患侧置于桶中。泡洗时以患者自身感觉微微出汗为宜。

14. 解释注意事项,洗手,记录泡洗开始时间。

15. 在泡洗的过程中,注意询问患者有无不适感,观察患者的面色、呼吸、汗出等情况。可协助患者饮温开水 300～500ml,以补充体液及增加血容量,有利于代谢废物的排出。小儿及老年人酌减。

16. 泡洗结束后,向患者解释相关情况,将患肢移出,注意保暖。

17. 整理床单位及用物,拔电源开关,将药浴袋连同药液放入污物盆中,弃去。将桶中清水弃去,清洗中药泡洗桶,用75% 乙醇溶液擦拭,晾干备用。

18. 洗手,记录、签名。

(六)注意事项

1. 操作时勿在潮湿的环境中进行;泡洗桶闲置或清理时,一定要拔下电源插头,不可用湿手插拔。

2. 注意水温适宜,以防烫伤;糖尿病、足部皲裂患者的泡洗温度适当降低。

3. 泡洗过程中,应根据患者情况酌情关闭门窗,以免患者感受风寒。

4. 在治疗过程中出现异常情况,应及时关闭面板上的电源开关,拔下插座。

5. 泡洗过程中,护士应加强巡视,注意观察患者的面色、呼吸、汗出等情况;出现头晕、心慌等异常症状时,停止泡洗,报告医师。

6. 浸泡后要用清水洗净下肢,有创面的患者浸泡后要及时换药治疗。浸泡后的肢体要注意保温,不要长时间使下肢或足部暴露在外。

7. 毛巾应专人专用,用后清洁消毒,防止交叉感染。

8. 有伤口感染者,泡洗桶专人专用,使用双层一次性药浴袋。疗程结束后,及时进行终末消毒。

（七）风险点

1. 有发生皮肤烫伤的可能。

2. 有发生过敏的可能。

3. 有发生跌倒的可能。

4. 有风寒湿邪入侵的可能。

（八）风险管控措施

1. 有发生皮肤烫伤的可能

（1）泡洗前评估患者的局部皮肤情况及其对热的耐受程度。

（2）根据医嘱调整治疗时间,避免与其他热疗项目连续进行。

（3）首次泡洗者,温度宜低,待皮肤适应后适当升高;老年人、儿童及感觉异常者,泡洗温度宜偏低。

（4）泡洗温度以 38～42℃为宜,不可过高,且时间不宜过久,以免烫伤而影响治疗。告知患者不可自行调节泡洗桶的温度。

（5）及时巡视，询问患者有无不适，若感觉局部温度偏高，应及时散热，并告知护士调节温度。

2. 有发生过敏的可能

（1）泡洗前询问患者过敏史。

（2）评估患者的局部皮肤情况，如有皮肤红肿、皮疹、破溃等情况，暂缓泡洗。

（3）治疗过程中及时询问患者有无不适，若感觉局部发痒或出现皮疹，应及时停止治疗，给予对症处理。

3. 有发生跌倒的可能

（1）泡洗前评估患者病情，是否有心脏病、高血压、糖尿病等并发症；年老体弱者应有家属陪同；空腹情况下避免泡洗。

（2）中药泡洗时间不宜过长，温度不宜过高；泡洗前后应饮用适量温开水，以免汗出较多引起虚脱。

（3）在治疗过程中，加强巡视，如有头晕、恶心、心慌、胸闷等不适，立即停止泡洗，给予对症处理。

（4）泡洗完毕，应缓慢更换体位，以免因体位性低血压而跌倒。

（5）保持地面干燥无积水、无杂物，嘱患者穿防滑鞋。

4. 有风寒湿邪入侵的可能

（1）房间温度适宜，无对流风。

（2）泡洗时注意避风寒，泡洗后用毛巾包裹泡洗部位，注意保暖。

（九）健康宣教

1. 泡洗时温度以自身舒适为宜，不可过高。

2. 餐前餐后 30 分钟内不宜进行泡洗。

3. 浸泡时间不宜过长，以 30 分钟左右为宜。时间过长并不能提高治疗效果，反而会因肢体长时间下垂而影响下肢血液循环。

4. 治疗部位皮肤若出现红疹、疼痛、水疱等，应立即停止治疗，并告知医护人员。

5. 治疗过程中请勿自行调节机器。

6. 泡洗过程中，可饮用温开水 300～500ml，小儿及老年人酌减，以补充体液。有严重心肺及肝肾疾病者，饮水不宜超过 150ml。

7. 泡洗后用毛巾包裹泡洗部位，注意保暖，多饮温开水。

二、关键流程

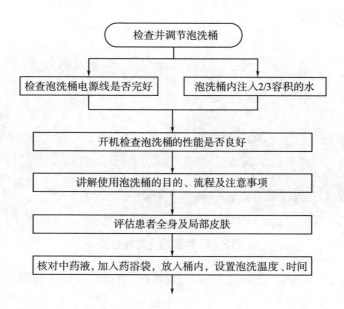

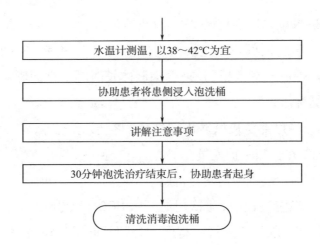

```
水温计测温，以38～42℃为宜
          ↓
协助患者将患侧浸入泡洗桶
          ↓
讲解注意事项
          ↓
30分钟泡洗治疗结束后，协助患者起身
          ↓
清洗消毒泡洗桶
```

三、关键流程图解

1. **用物准备**　治疗车、治疗盘、治疗卡、手消毒液、小毛巾3条、药浴袋、水温计、药壶（内盛中药液）、污物盆、弯盘、腿浴治疗仪。（图3-1）

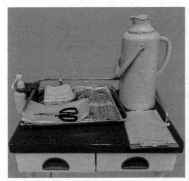
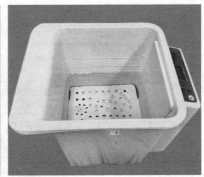

图3-1　中药泡洗用物准备

2. 根据泡洗部位，协助患者取适宜体位，充分暴露患处，

评估局部皮肤情况。（图3-2）

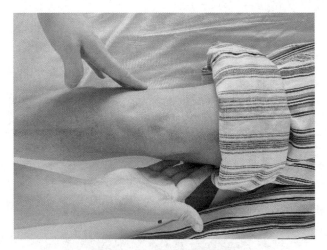

图3-2　暴露评估局部皮肤

3. 用水温计测量水温（药液温度保持40℃左右），用毛巾擦干水温计。（图3-3）

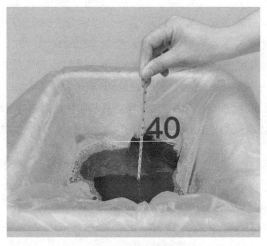

图3-3　测量水温

4. 温度适宜时,将患者患侧置于桶中,注意保暖,用毛巾包裹泡洗部位。(图3-4)

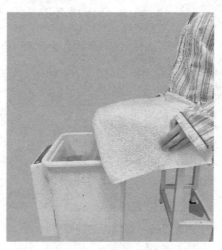

图3-4　开始中药泡洗

参考文献

[1] 刘啸风,闫倩,曲正,等. 益肾止带汤加味联合中药熏洗在老年性阴道炎治疗中的应用效果 [J]. 中国老年学杂志, 2023, 43(7): 1613-1616.

[2] 刘永梅,万玉萍,冷元曦. 中药泡洗治疗创伤性跟腱部皮肤缺损 18 例 [J]. 实用中医药杂志, 2013, 29(12): 1053-1054.

[3] 王旭,陈智凤,冯学烽. 中药泡洗联合关节功能性锻炼治疗膝骨关节炎疼痛临床研究 [J]. 山西医药杂志, 2016, 45(18): 2141-2143.

第四章　中药竹罐技术操作规程

一、概述

（一）定义

中药竹罐疗法是将竹罐和中药同煮一定时间后，再用闪火法吸附于所选穴位的一种罐法。本疗法既可以通过负压作用直接改善局部血液循环，也可以在吸拔起皮肤时通过张开的毛孔，将药物蒸气渗透到局部组织，起到局部熏蒸作用，形成双重功效，加强治疗作用。

膝痛宁（我院内部协定处方）部分药物功效：怀牛膝补肝肾、强腰膝、通利关节，补肝肾以治本。土茯苓、薏苡仁、大黄、桂枝共用，可祛湿通络、利关节，以恢复关节功能。茜草、红花、川芎为活血祛瘀之品，用治筋骨关节湿瘀互结状态，解除关节功能障碍。苍术味辛性温，有燥湿健脾、祛风散寒之功。黄柏味苦性寒，对炎性肿胀有明显的抗炎症反应作用。

（二）适应证

常应用于膝痹病风寒湿痹证。膝骨关节炎辨证分型标准参照国家中医药管理局"十一五"重点专科协作组《膝痹病（膝关节骨性关节炎）诊疗方案》。风寒湿痹证的证候表现为膝关节酸痛、活动欠灵活,痛有定处、如刀割,患部肿胀明显,或有重着感,关节畏风寒、得热则舒,舌质淡,舌苔白腻,脉紧或涩。中草药与竹罐相配合,通过热竹罐负压吸附作用及温热刺激,打开皮肤穴道,促使药物蒸气更好地渗透到局部组织,改善局部血液循环,起到逐寒祛湿、行气活血、消肿止痛的作用,因此对膝痹病风寒湿痹证患者进行干预治疗具有良好的临床疗效。

(三)禁忌证

皮肤破损者、过敏体质者、孕妇,以及凝血机制障碍、呼吸衰竭、重度心脏病、严重消瘦及严重水肿等情况,不宜拔罐。

(四)用物准备

治疗车、治疗盘、纱布、口径 2~3cm 竹罐、中药制剂膝痛宁、加热锅、一次性手套、止血钳、毛巾、一次性治疗巾等,必要时备中单。

(五)操作规程

1. 衣帽整洁,洗手,戴口罩。

2. 准备并检查用物。

3. 根据医嘱核对治疗单,核对患者身份。

4. 告知患者实施该项技术的方法及目的,取得患者的理解与配合。

方法:将竹罐和活血消肿的中药同煮一定时间后,把竹罐吸附在膝关节一定的穴位上。一日2次,每次30分钟。

目的:通过温热刺激,打开皮肤穴道,促使药物蒸气更好地渗透到局部组织,改善局部血液循环,达到逐寒祛湿、行气活血、消肿止痛的目的。

5. 询问患者过敏史,评估患者全身情况及局部皮肤情况。

6. 关闭门窗,调节室温,避免患者感受风寒,注意屏风遮挡。

7. 协助患者取仰卧位,暴露局部皮肤,注意保暖。

8. 铺一次性中单或治疗单,用生理盐水纱布清洁皮肤。

9. 将竹罐放入膝痛宁药液中用武火煮沸,然后以文火浸煮 10~15 分钟备用。

10. 取"壮医梅花穴",即在关节肿痛或麻木感最剧烈的部位定穴并作为主穴,然后以主穴为中心旁开 1.5 寸在上、下、左、右方向各取一穴,使之形成梅花图案。

11. 将已经完成上述操作的竹罐用止血钳夹起,手拿折叠的毛巾,拍打 5~7 下,待罐内热水残留去除后,把罐移到相应穴位上,直至吸牢。

12. 观察竹罐吸附情况、局部皮肤红紫程度,询问患者有无不适反应。留罐 10~15 分钟,如有过紧,随时起罐。嘱患者将身体放松,但不能翻身,以防竹罐脱落。

13. 起罐后,注意患侧保暖,协助患者取舒适体位,整理床单位,告知注意事项。

14. 整理用物,洗手,记录、签名。

(六)注意事项

1. 儿童、年老体弱者,拔罐的吸附力不宜过大。

2. 拔罐时要检查罐口周围是否光滑,罐体有无裂痕。

3. 拔罐时和留罐中要注意观察患者的反应,患者如有不适感,应立即起罐;严重者可让患者平卧,保暖并饮热水或糖水。

4. 保证罐口光滑无破损。

5. 竹罐使用后,不宜放在通风干燥处,以防裂损。

6. 在中药液内煮竹罐时,应每隔 2~3 日更换中药液1次。

(七)风险点

有皮肤过敏的可能。

(八)风险管控措施

1. 全面评估患者,询问患者有无药物过敏史。

2. 操作前评估患者皮肤情况,治疗过程中加强巡视和观察。

3. 如出现皮肤过敏现象,立即停止操作,并将药液擦拭干净,保持皮肤干燥,告知医师,必要时给予抗过敏药物。

(九)健康宣教

1. 嘱患者保持体位相对固定,以防竹罐脱落。

2. 起罐后,皮肤上会出现与罐口大小相当的紫红色瘀斑,为正常表现,数日方可消除;如出现小水疱,不必处理,可自行吸收;如水疱较大,待消毒局部皮肤后,用注射器吸出疱内液体,覆盖消毒敷料。

3. 拔罐后覆盖衣物保暖。

4. 如果皮肤出现瘙痒、发红发热、丘疹等现象，及时停止操作。

二、关键流程

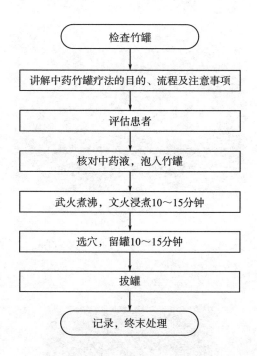

```
        检查竹罐
           ↓
讲解中药竹罐疗法的目的、流程及注意事项
           ↓
        评估患者
           ↓
   核对中药液，泡入竹罐
           ↓
武火煮沸，文火浸煮10～15分钟
           ↓
    选穴，留罐10～15分钟
           ↓
         拔罐
           ↓
      记录，终末处理
```

三、关键流程图解

1. **用物准备**　治疗车、治疗盘、纱布、口径 2～3cm 竹罐、中药制剂膝痛宁、加热锅、一次性手套、止血钳、毛巾、一次性治疗巾等，必要时备中单。（图 4-1）

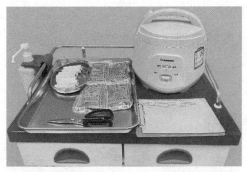

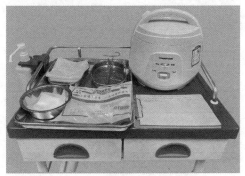

图4-1 中药竹罐疗法用物准备

2. 将竹罐放入膝痛宁药液中用武火煮沸,然后以文火浸煮10~15分钟备用。(图4-2)

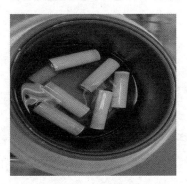

图4-2 浸煮竹罐

3. 取"壮医梅花穴"，即在关节肿痛或麻木感最剧烈的部位定穴并作为主穴。（图4-3）

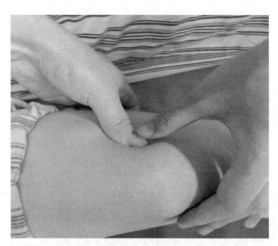

图4-3　定穴

4. 然后以主穴为中心旁开1.5寸在上、下、左、右方向各取一穴，使之形成梅花图案。（图4-4）

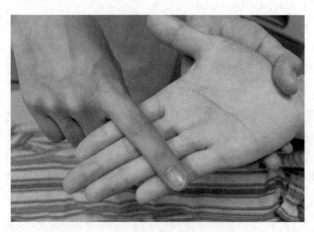

图4-4　四指同身寸（相当于3寸）

5. 留罐 10～15 分钟，如有过紧，随时起罐。如果局部皮肤出现瘙痒、发红发热、丘疹等现象，请告知医护人员。（图 4-5）

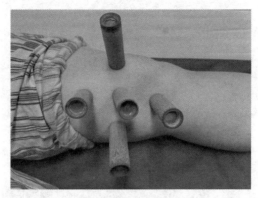

图 4-5　留罐

参考文献

[1] 吴蔚,黄双英.药罐法治疗腰椎间盘突出症 77 例临床观察 [J].江苏中医药,2013,45(1):59-60.

[2] 刘青,张洁,鲁剑萍.应用中药竹罐法缓解骨科慢性疾病疼痛的研究进展 [J].护理研究,2016,30(27):3342-3343.

[3] 温阳阳,孙含瑞,杨鑫,等.羌归膝舒丸联合膝痛宁治疗慢性膝关节滑膜炎临床观察 [J].西部中医药,2019,32(5):71-73.

[4] 高学敏.中药学 [M].2 版.北京:中国中医药出版社,2007:205.

[5] 张冠英,董瑞娟,廉莲.川黄柏、关黄柏的化学成分及药理活性研究进展 [J].沈阳药科大学学报,2012,29(10):812-821.

[6] 张晓艳,苏燕,李世仙,等.药物竹罐对膝痹病风寒湿痹证的临床观察 [J].云南中医中药杂志,2020,41(10):34-36.

第五章　中药热熨敷技术操作规程

一、概述

（一）定义

中药热熨敷是将中药加热后装入布袋,在人体局部或一定穴位上移动,利用温热之力使药性通过体表透入经络、血脉,从而起到温经通络、行气活血、散寒止痛、祛瘀消肿等作用的一种操作方法。

中药热熨敷所用药物简介:

大青盐:泻热,凉血,明目。

膝痛宁(我院内部协定处方):怀牛膝补肝肾、强腰膝、通利关节,补肝肾以治本。土茯苓、薏苡仁、大黄、桂枝共用,可祛湿通络、利关节,以恢复关节功能。茜草、红花、川芎为活血祛瘀之品,用治筋骨关节湿瘀互结状态,解除关节功能障碍。苍术味辛性温,有燥湿健脾、祛风散寒之功。黄柏味苦性寒,对炎性肿胀有明显的抗炎症反应作用。

（二）适应证

1. 关节疾病、软组织损伤、顽固性疼痛等。

2. 常应用于膝痹病风寒湿痹证。膝骨关节炎辨证分型标准参照国家中医药管理局"十一五"重点专科协作组《膝痹病(膝关节骨性关节炎)诊疗方案》。风寒湿痹证的证候表现为膝关节酸痛、活动欠灵活,痛有定处、如刀割,患部肿胀明显,或有重着感,关节畏风寒、得热则舒,舌质淡,舌苔白腻,脉紧或涩。中草药与大青盐相配合,通过大青盐吸热良好、缓慢释放热量的特性,打开皮肤穴道,促使药性更好地渗透到局部组织,改善局部血液循环,达到逐寒祛湿、行气活血、消肿止痛的目的,因此对膝痹病风寒湿痹证患者进行干预治疗具有良好的临床疗效。

(三)禁忌证

急性炎症、皮肤破损、局部有不明肿块或硬结、过敏体质等情况,禁用本法。

(四)用物准备

治疗车、治疗盘、治疗卡、纱布、毛巾、大浴巾、布袋、中单、大青盐、石蜡油。将膝痛宁用破壁机打碎成药末,与大青盐一同搅拌后装入布袋中,用微波炉加热至 50～60℃,用大毛巾保温。

(五)操作规程

1. 衣帽整洁,洗手,戴口罩。
2. 准备并检查用物。
3. 根据医嘱核对治疗单,核对患者身份。
4. 告知患者实施该项技术的方法及目的,取得患者的理解与配合。

方法及目的：将膝痛宁粉碎后与大青盐混合，装入布袋，待加热后在膝关节处热熨敷（或来回移动，或回旋运转），利用温热之力，将药性通过体表毛窍透入经络、血脉，从而起到温经通络、活血行气、散寒止痛、祛瘀消肿等作用。每日2次，每次15~30分钟。

5. 询问患者过敏史，评估患者全身情况及局部皮肤情况。

6. 必要时关闭门窗，屏风遮挡，保护患者隐私，注意保暖。

7. 协助患者取舒适体位，暴露治疗部位，注意保暖；膝关节下铺中单，加盖大浴巾保暖。

8. 用纱布清洁局部皮肤，在膝关节处涂一层石蜡油。

9. 将药包置于患侧膝关节处用力来回推敷，力量均匀，开始时用力要轻，速度可稍快，而随着药包温度的降低，力量可增大，同时速度减慢。药包温度过低时，及时更换药包或加温。

10. 热熨敷操作过程中注意观察局部皮肤的颜色情况，询问患者对温度的感受情况，及时调整速度、温度，以免烫伤。

11. 操作完毕，擦净局部皮肤，协助患者取舒适体位；嘱患者避风保暖，多饮温开水。

12. 询问患者对操作的感受。

13. 整理床单位及用物，洗手，签名并记录。

（六）注意事项

1. 操作中注意保暖，暴露部位加盖浴巾或衣被。

2. 药包温度适宜，一般保持50~60℃，不宜超过70℃；

老年人、婴幼儿及感觉障碍者不宜超过50℃。

3. 操作过程中应保持药包温度,温度过低需及时更换或加热。温度不宜过高,以患者有温热舒适感而不烫伤皮肤为度。

4. 热熨敷过程中随时听取患者对温度的感受情况,观察皮肤颜色变化,一旦出现水疱或烫伤,应立即停止操作,并给予适当处理。

5. 膝部包块性质不明、局部感觉障碍、皮肤破损及炎症等情况忌用。

(七)风险点

1. 有烫伤的风险。

2. 有皮肤过敏的风险。

(八)风险管控措施

1. 有烫伤的风险

(1)操作前评估患者皮肤对温度的耐受度及对温热的敏感度。

(2)操作中注意保持药包的温度适宜,不宜过高。老年人、婴幼儿及感觉障碍者温度一定要低,不宜超过50℃。

(3)操作中注意询问患者感受及观察皮肤颜色变化,若发现异常,及时调节温度,或立即停止操作。

2. 有皮肤过敏的风险

(1)全面评估患者,询问患者有无药物过敏史。

(2)操作前评估患者皮肤情况,如局部皮肤有疖肿包块、肿胀破溃、瘢痕,不宜进行操作。

（3）操作中注意观察皮肤的情况。如出现皮肤过敏现象，立即停止操作，并将药物擦拭干净，保持皮肤干燥，告知医师，必要时给予抗过敏药物。

（九）健康宣教

1. 进行操作前，排空二便。

2. 温度不是越高越好，以50～60℃为宜，以防温度过高造成烫伤。

3. 治疗过程中，若感觉局部温度过高或出现红肿、丘疹、瘙痒、水疱等情况，应及时告知护士。

4. 操作完毕，注意保暖，多饮温开水，6小时内不要洗澡。

二、关键流程

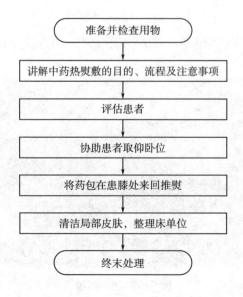

准备并检查用物

↓

讲解中药热熨敷的目的、流程及注意事项

↓

评估患者

↓

协助患者取仰卧位

↓

将药包在患膝处来回推熨

↓

清洁局部皮肤，整理床单位

↓

终末处理

三、关键流程图解

1. 评估患者及用物。(图5-1)

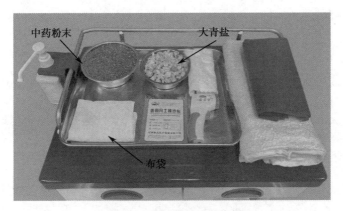

图5-1　中药热熨敷用物准备

要点：①评估患者局部皮肤、温度耐受情况及过敏史；②将中药粉末与大青盐装入布袋，混合均匀。

2. 加热药包至50~60℃，用大毛巾包裹备用。(图5-2)

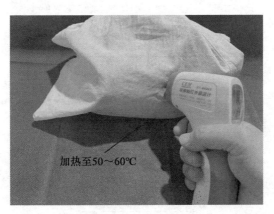

图5-2　加热药包

3. 向患者讲解治疗的作用及方法。

4. 清洁局部皮肤，涂抹石蜡油。（图5-3）

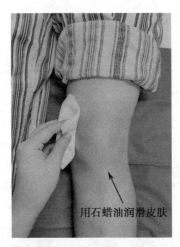

用石蜡油润滑皮肤

图5-3　涂抹石蜡油

5. 热熨敷。（图5-4）

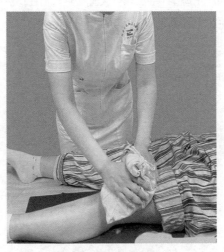

图5-4　中药热熨敷

要点：①将药包置于膝关节处，来回推敷，力量均匀。②开始时力度轻，速度稍快。药包温度降低后，可加大力度，同时减慢速度。③热熨敷15～30分钟。④温度过低时及时更换药包或加热。⑤询问患者感受，观察局部情况。

参考文献

[1] 张潇斌，马玉宁，颜晓，等.基于数据挖掘探讨中药热熨治疗膝骨关节炎用药规律及其毒性中药的应用[J].中草药，2022，53(5)：1483-1493.

[2] 刘伟新，周刚，李革，等.矿物药大青盐基原和各民族药用状况的考证与探讨[J].中国中药杂志，2011，36(17)：2445-2449.

[3] 温阳阳，孙含瑞，杨鑫，等.羌归膝舒丸联合膝痛宁治疗慢性膝关节滑膜炎临床观察[J].西部中医药，2019，32(5)：71-73.

[4] 高学敏.中药学[M].2版.北京：中国中医药出版社，2007：205.

[5] 张冠英，董瑞娟，廉莲.川黄柏、关黄柏的化学成分及药理活性研究进展[J].沈阳药科大学学报，2012，29(10)：812-821.

[6] 陈世萍，王敏，王海梁.手法联合大青盐热敷治疗产后骶髂关节紊乱症30例[J].浙江中医杂志，2021，56(6)：438.

第六章　中药溻渍技术操作规程

一、概述

（一）定义

中药溻渍是溻法和渍法的总称，即将中药煎煮后，取中药液浸于纱布、棉垫上，然后湿敷患处，以起到疏通腠理、清热解毒、消肿散结的作用。中药溻渍是中医传统外治法之一。《外科精义》指出："其在四肢者溻渍之，其在腰腹背者淋射之，其在下部委曲者浴渍之。"中药溻渍首见于《刘涓子鬼遗方》，是临床较为常见的一种中医外治方法，广泛应用于皮肤病、周围血管病、疮疡、骨伤科疾病等外科疾病。

（二）适应证

中医以辨证论治、整体观念为基本特点。膝痹属中医"痹病"范畴，临床有风寒湿痹证、风湿热痹证、瘀血闭阻证、肝肾亏虚证等证型，以风寒湿痹证多见。风寒湿痹证有膝关节屈伸不利、酸痛，得温缓解，遇寒湿加重等症状，治疗当以温经通络、散寒止痛为基本原则。研究表明，中药溻渍可使中药液直接作用于病变部位，通过湿热理疗作用，调整自主神经，改变局部血流和血管、淋巴管的通透性，同时还作用于免疫系统,提高机体细胞的免疫力,达到扶正祛邪的目的。中药溻渍能有效缓解风寒湿痹型膝骨关节炎患者关节疼痛,改善膝关节功能,且改善程度均优于常规治疗;适用于风寒湿痹型膝骨关节炎早期、中期保守治疗。

(三)禁忌证

疮疡脓肿迅速扩散者;大疱性皮肤病;剥脱性角质松解症。

(四)用物准备

治疗车、治疗盘、药液及容器、水温计、医用棉垫1块、中单、一次性手套、保鲜膜、磁疗灯。

(五)操作规程

1. 衣帽整洁,洗手,戴口罩。

2. 准备并检查用物。

3. 根据医嘱核对治疗单,核对患者身份。

4. 告知患者实施该项技术的方法及目的,取得患者的理解与配合。

方法:将医用棉垫用中药液完全渗透,再将药垫敷于患侧膝部,用保鲜膜包裹,在磁疗灯恒温控制下实施治疗。2次/d,30min/次,7d/疗程,更换药垫1次/3d。

目的:增加血液循环,温经散寒,改善肌肉挛缩;同时驱除膝部"寒湿",减轻患侧膝部的紧缩不适感。中药液具有理气活血、通络止痛之功效,经络通则关节拘紧自除,从而改善膝关节活动功能。

5. 询问患者过敏史,评估患者全身情况及局部皮肤情况。

6. 关闭门窗,调节室温,以免患者感受风寒。注意屏风遮挡。

7. 协助患者取合适体位,暴露溻渍部位,注意保暖和遮挡,患侧膝下垫中单。

8. 再次核对患者及溻渍部位。

9. 中药液加热后,用水温计测量温度,以38～43℃为宜;将医用棉垫放入中药液中浸湿,稍加拧挤至不滴药液为宜,然后抖开用手背试温后敷患处,使之与患处密切接触,随后用保鲜膜包裹,将预热后的磁疗灯照在患处上方,高度以距离患处30cm为宜。操作完毕,整理床单位,告知注意事项。

10. 整理用物,洗手,记录开始时间,计时30分钟。

11. 治疗结束,取下药垫,观察局部皮肤情况。

12. 整理床单位,记录、签名。

(六)注意事项

1. 注意保护患者隐私,评估患者有无药物过敏史,以及对热的耐受程度。

2. 外伤后患处有伤口、皮肤急性传染病等忌用。

3. 中药液温度、磁疗灯高度要适宜,避免烫伤。

4. 治疗过程中观察局部皮肤反应,如出现红斑、水疱、痒痛或破溃等症状,立即停止治疗,报告医师,并配合处理。

（七）风险点

1. 有皮肤过敏的可能。

2. 有发生皮肤烫伤的可能。

（八）风险管控措施

1. 有皮肤过敏的可能

（1）全面评估患者,询问患者有无药物过敏史。

（2）操作前评估患者皮肤情况,治疗过程中加强巡视以观察患者情况。

（3）如出现过敏反应,立即停止治疗,报告医师,必要时遵医嘱给予抗过敏药物。

2. 有发生皮肤烫伤的可能

（1）治疗时准备好水温计测量中药液温度,药垫试温后敷于患处。

（2）治疗过程中加强巡视与观察。

（3）如出现烫伤,报告医师,立即给予相应处理。

（九）健康宣教

1. 治疗过程中,如有不适,请及时呼叫。

2. 不可自行调节磁疗灯高度。

3. 治疗结束后,注意膝部保暖。

4. 中药可致皮肤着色,数日后可自行消退。

5. 将药垫洗净晾晒后备用。

二、关键流程

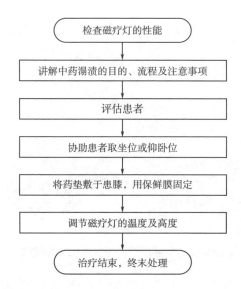

三、关键流程图解

1. 备齐用物,携至床旁。(图6-1)

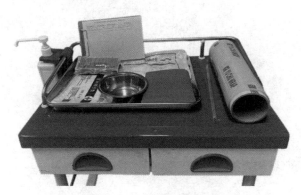

图6-1　中药溻渍用物准备

2. 根据渍渍部位取合适体位,暴露渍渍部位,铺一次性中单,评估局部皮肤情况。(图6-2)

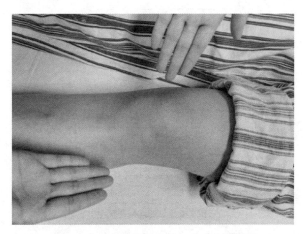

图6-2　暴露渍渍部位并评估局部皮肤

3. 用水温计测量中药液温度,以38~43℃为宜。(图6-3)

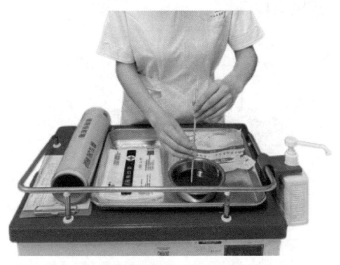

图6-3　测量中药液温度

4. 将医用棉垫浸于中药液中,稍拧至不滴药液为宜。(图6-4)

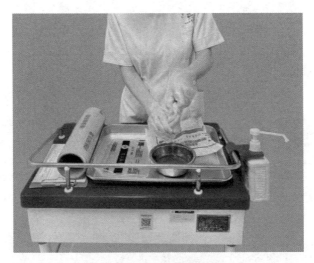

图6-4 浸医用棉垫并稍拧

5. 将浸湿的医用棉垫置于患处,用保鲜膜包裹。(图6-5)

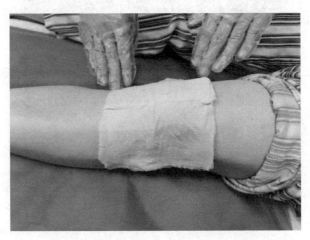

放置药垫(一)

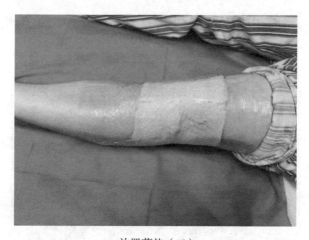

放置药垫（二）

图6-5　放置药垫

6. 患侧给予磁疗灯加热，保持恒温，高度30cm，时间30分钟。（图6-6）

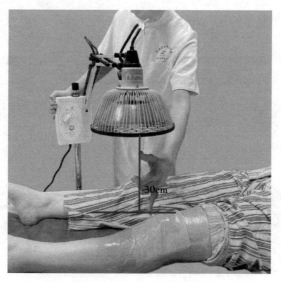

30cm

图6-6　用磁疗灯加热

参考文献

[1] 樊炜静,韩强,黄仁燕,等.近10年中药溻渍法临床研究的文献计量学分析[J].中国中医基础医学杂志,2021,27(3):480-483,512.

[2] 聂大庆,荣春书,栗洪波,等.荣大奇教授白虎溻渍方治疗痛风性关节炎急性发作期30例[J].中国社区医师,2020,36(18):95-96,98.

[3] 魏平.中药塌渍联合护理干预对改善风寒湿痹型膝关节骨性关节炎疼痛及膝关节功能的效果观察[J].药品评价,2020,17(21):38-39,45.

[4] 历建萍.中药溻渍的应用研究[J].长春中医药大学学报,2011,27(6):1058.

[5] 李春红,醋爱英,赵亚丽,等.中药塌渍疗法对风寒湿痹型膝关节骨性关节炎患者疼痛及膝关节功能的影响[J].护理学报,2016,23(15):65-67.

第七章 中药离子导入技术操作 规程

一、概述

（一）定义

通过直流电将中药有效成分离子化，在皮肤组织下随电流作用形成离子堆，通过生物膜进入机体，同时直流电亦对机体产生一定刺激，从而获得药物和穴位刺激的双重治疗效应。直流电中药离子导入法不改变中药原本药性，有不伤害消化系统、局部起效快、疗效好的特点，具有良好的可适用性及发展前景。

（二）适应证

骨关节炎属于中医"骨痹"范畴，临床主要表现为"关节痛，不可屈伸"，辨证为"本虚标实"，故多以补益肝肾、强筋壮骨、补益气血治其本，以祛风散寒胜湿、活血通络止痛治其标。本技术适用于膝骨关节炎早中期，关节肿痛、骨质增生、神经痛、神经麻痹等。

（三）禁忌证

高热、出血性疾病、严重心功能不全患者,以及治疗部位有金属异物者、有心脏起搏器者、对直流电不能耐受者、皮肤感觉迟钝者、妊娠期妇女。

（四）用物准备

药物导入治疗仪1台、治疗车、治疗盘、弯盘、药垫、治疗碗、镊子、纱布、穴位贴、中单。

（五）操作规程

1. 衣帽整洁,洗手,戴口罩。

2. 准备并检查用物。

3. 根据医嘱核对治疗单,核对患者身份。

4. 告知患者实施该项技术的方法及目的,取得患者的理解与配合。

方法:采用电脑中频药物导入治疗仪。用熬制成的中药液浸湿药垫,再将药垫放在患侧膝部,连接治疗仪电极板,然后根据患者承受能力调节电流大小,电流过强会有麻、颤、震动感。每次20分钟,每日2次。

目的:在传统中医外治法基础上应用现代科技,促进中药有效成分快速进入人体,集药物和电流双重刺激,可有效改善患膝局部代谢,消除肿胀,缓解疼痛。

5. 询问患者过敏史,评估患者全身情况及局部皮肤情况。

6. 必要时关闭门窗,用屏风遮挡,保护患者隐私,注意保暖。

7. 协助患者取合适体位,暴露治疗部位,注意保暖和遮挡,患侧膝下垫中单。

8. 再次核对患者及治疗部位。

9. 采用电脑中频药物导入治疗仪,调到药导挡,选择"治疗膝骨关节炎"处方项。用熬制成的中药液(温度38～43℃)浸湿4块药垫,再将药垫放在患侧膝关节,每2个药垫相距2～4cm,随后把治疗仪电极板安放于药垫上,外用穴位贴将其固定,然后根据患者的承受能力调节电流大小。

10. 操作完毕,整理床单位,告知注意事项。计时20分钟。

11. 治疗结束后,取下电极板、药垫,清洁局部皮肤。

12. 整理用物,洗手,记录并签名。

(六)注意事项

1. 做好解释工作,告知患者在治疗过程中可能出现的感觉,注意遮挡及保暖。

2. 操作前检查设备性能是否完好。

3. 全面评估患者有无药物过敏史,治疗部位皮肤是否清洁完整、感觉是否正常。

4. 治疗过程中及时巡视患者,观察患者反应;及时调节电流量,以防电灼伤。出现红疹、疼痛、水疱等异常情况时,应立即停止治疗,配合医师处置。

(七)风险点

1. 有皮肤过敏的可能。

2. 有电灼伤的可能。

（八）风险管控措施

1. 有皮肤过敏的可能

（1）全面评估患者，询问患者有无药物过敏史。

（2）操作前评估患者皮肤情况，治疗过程中加强巡视，观察患者情况。

（3）如出现过敏反应，立即停止治疗，报告医师，必要时遵医嘱给予抗过敏药物。

2. 有电灼伤的可能

（1）操作前检查设备性能是否完好。

（2）治疗过程中加强巡视与观察，及时调节电流量。

（3）如出现电灼伤，报告医师，立即给予相应处理。

（九）健康宣教

1. 治疗过程中，出现疼痛、红疹、水疱等异常情况时，请及时呼叫。

2. 不可自行调节电流开关，不要随意更换体位，以防电灼伤。

二、关键流程

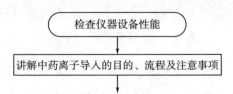

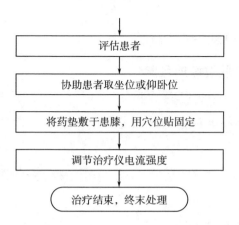

三、关键流程图解

1. 准备用物，开启仪器开关，检查仪器性能。（图7-1）

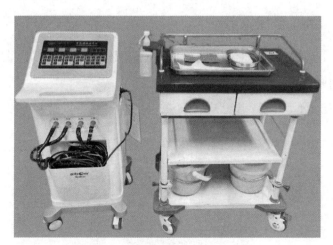

图7-1 中药离子导入用物准备

2. 评估患者身体情况及治疗部位皮肤情况，将治疗仪电极板正负极安置于治疗部位。每2个电极板相距2~4cm，

电极板内放置药垫，外用穴位贴将其固定。（图 7-2）

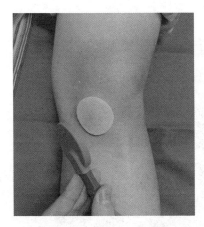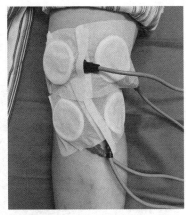

图 7-2　安置电极板

3. 打开电源开关，设定治疗时间、治疗温度、治疗模式，调节电流强度。（图 7-3）

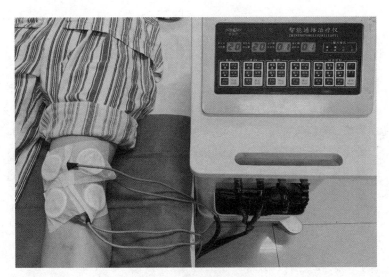

图 7-3　设置相关参数

4. 治疗结束,取下电极板及药垫,擦干局部皮肤,观察皮肤情况。(图7-4)

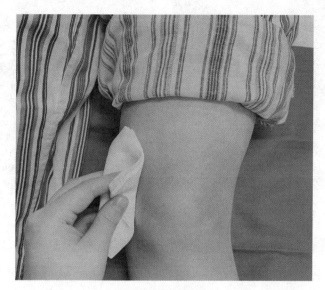

图7-4　治疗结束

参考文献

[1] 张欣悦,高明利.中药离子导入法治疗膝骨关节炎研究进展[J].河北中医,2017,39(1):152-155,160.

[2] 蒋擎,游纯秋,刘腾鸿.中药离子导入联合双氯芬酸钠治疗早期膝关节骨性关节炎疗效观察[J].福建医药杂志,2017,39(2):82-85.

[3] 吴志敏,宋鹏进,李军,等.中药离子导入法治疗膝关节骨性关节炎的临床观察[J].湖北中医药大学学报,2014,16(1):95-97.

第八章 中药涂药（骨炎膏外敷）技术操作规程

一、概述

（一）定义

中药涂药（骨炎膏外敷）通过将骨炎膏成药外涂于患处，以起到调理腠理、疏通气血、消除肿痛、清热解毒、拔毒生肌的作用。

骨炎膏是我院内部制剂中外用软膏剂型之一，乃根据中医整体观念和辨证施治原则，在长期临床实践过程中，不断总结经验，精选传统中药，经过科学提取而成，具有清热解毒、祛瘀止痛、消肿散结、拔毒生肌功效。骨炎膏作为一种中医外用药物，有效成分直接通过皮肤渗透、吸收、扩散，深入经络、血脉、脏腑，使火毒得以清、瘀毒得以化、痰毒得以散，从而起到解毒活血、祛瘀止痛、消肿散结、拔毒生肌的作用，达到机体阴阳平衡的目的。

现代药理研究表明，骨炎膏方中大量的中药有抗菌、抑菌作用，并与提高机体免疫力有关，有利于患骨修复和炎症消除，促进血液循环，从而有效促进肿胀的消除。

骨炎膏药物成分：

当归：甘、辛，温，活血化瘀。

土茯苓：甘淡而平，解毒镇痛。

紫草：解毒、清热消肿。

红花：辛，温，活血通经、散瘀止痛。

白芷：辛，温，祛风湿、活血排脓、生肌止痛。

醋商陆：苦，寒，通便行水、消肿解毒。

天花粉：甘、微苦，微寒，清热生津、消肿排脓。

白头翁：清热解毒。

防风：祛风解表。

泽泻：利水渗湿。

龙骨：甘、涩，平，收敛固涩。

醋红大戟：泻水逐饮、解毒散结。

（二）适应证

适用于"痹病"，风、寒、湿邪，外伤、劳损等，各种慢性骨髓炎、髋关节滑膜炎、膝关节滑膜炎、术后切口感染、跌打损伤、烫伤、烧伤、疖痈、静脉炎等。

（三）禁忌证

破损红肿皮肤、过敏体质、孕妇。

（四）用物准备

治疗车、治疗盘、骨炎膏、弯盘、涂药板、盐水纱布、一次性手套、纱布或一次性木浆纸、胶布或弹力绷带、一次性治疗巾等，必要时备中单。

（五）操作规程

1. 衣帽整洁，洗手，戴口罩。

2. 准备并检查用物，将骨炎膏搅至糊状。

3. 根据医嘱核对治疗单，核对患者身份。

4. 告知患者实施该项技术的方法及目的，取得患者的理解与配合。

方法及目的：中药涂药通过将骨炎膏成药外涂于患侧皮肤，起到调理腠理、疏通气血、消肿止痛的作用。2 次 /d。

5. 询问患者过敏史，评估患者全身情况及局部皮肤情况。

6. 必要时关闭门窗，屏风遮挡，保护患者隐私。

7. 协助患者取仰卧位，暴露涂药部位，注意保暖。

8. 铺一次性中单或治疗单，用生理盐水纱布清洁皮肤。

9. 将骨炎膏用涂药板均匀涂抹于患处，范围以超出患处 1～2cm 为宜，厚度以 2～3mm 为宜。涂药过程中随时询问患者有无不适。

10. 选择一次性木浆纸或纱布覆盖，使用弹力绷带包扎固定。外敷 4～6 小时。

11. 协助患者取舒适体位，整理床单位，告知相关注意事项。

12. 整理用物，洗手，记录、签名。

13. 4 小时后协助去除药物，清洁皮肤。洗手，记录、签名。

（六）注意事项

1. 婴幼儿颜面部、过敏体质者及妊娠患者慎用。

2. 涂药前需清洁局部皮肤。

3. 涂抹的厚度不宜太厚，以 2～3mm 为宜，因过厚影响药物吸收。

4. 涂药后观察局部及全身情况，如出现丘疹、瘙痒或局部肿胀等过敏现象，应及时停止用药，并将药物擦拭干净，同时报告医师，配合处理。

5. 去除药物时，不宜拿锋利的器具进行刮拭，以免造成皮肤破损。

（七）风险点

有皮肤过敏的可能。

（八）风险管控措施

1. 全面评估患者，询问患者有无胶布、药物过敏史。

2. 操作前评估患者皮肤情况，治疗过程中加强巡视和观察。

（九）健康宣教

1. 治疗过程中，尽量减少膝关节屈曲，以免活动度过大，导致药物外渗，污染皮肤及衣物。出现敷料脱落或包扎松紧不适时，告知护士。

2. 涂药后如出现疼痛、瘙痒、肿胀等不适，告知护士，勿擅自触碰或抓挠局部皮肤。

二、关键流程

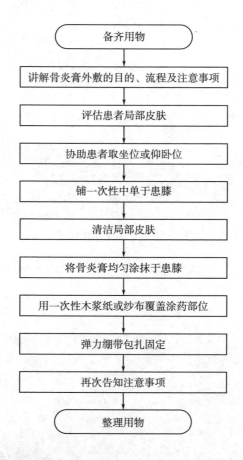

三、关键流程图解

1. **用物准备**　治疗车、治疗盘、骨炎膏、弯盘、涂药板、盐水纱布、一次性手套、纱布或一次性木浆纸、胶布或弹力绷

带、一次性治疗巾等,必要时备中单。(图8-1)

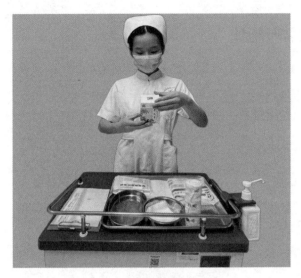

图8-1 中药涂药用物准备

2. 铺一次性中单或治疗单,用生理盐水纱布清洁皮肤。(图8-2)

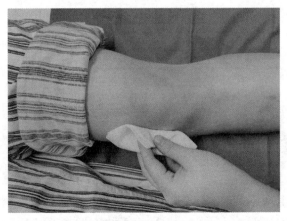

图8-2 清洁皮肤

3. 将骨炎膏用涂药板均匀涂抹于患处,范围以超出患处1~2cm为宜,厚度以2~3mm为宜。（图8-3）

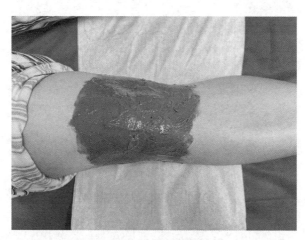

图8-3 涂抹骨炎膏

4. 根据涂药部位,选择一次性木浆纸或纱布覆盖。（图8-4）

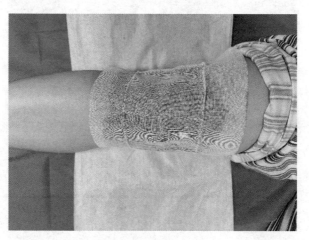

覆盖涂药部位（一）

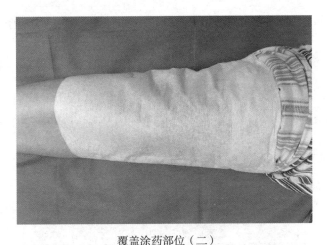

覆盖涂药部位（二）

图8-4　覆盖涂药部位

5. 使用胶布或弹力绷带包扎固定。（图8-5）

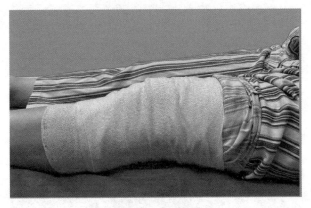

图8-5　包扎固定

参考文献

［1］许蒙蒙, 张云芳, 宁桃丽, 等 . 膝关节滑膜炎中药外治法研究进展 ［J］.
亚太传统医药, 2020, 16(9): 182-185.

［2］刘晓红．骨炎膏的制备及临床应用［J］．中医正骨，2004，16（8）：15.

［3］李曦，张丽宏，王晓晓，等．当归化学成分及药理作用研究进展［J］．中药材，2013，36（6）：1023-1028.

［4］王建平，张海燕，傅旭春．土茯苓的化学成分和药理作用研究进展［J］．海峡药学，2013，25（1）：42-44.

［5］廖梅，吴凌凤，姜宏梁．药用紫草醌类化合物及其药理活性研究进展［J］．天然产物研究与开发，2020，32（4）：694-707.

［6］王晓菲，金鸣．红花抗炎作用机制研究进展［J］．山西医药杂志，2007，36（1）：51-53.

［7］抗晶晶，刘晓宁．商陆皂苷甲治疗炎症性疾病机制的研究进展［J］．山东医药，2017，57（42）：111-113.

第九章　中药涂擦技术操作规程

一、概述

（一）定义

中药涂擦是将中药制成洗剂或酊剂、油剂、软膏等剂型，直接涂擦于患侧皮肤的一种中医外治法。本章采用红花酒。作用机制是，把红花酒涂擦于局部皮肤，配合按摩手法，可起到行气活血化瘀、消肿止痛解痉、舒筋活络、温经散寒、推动血行以及改善创面血液循环的作用。

所用红花酒的中药成分：

红花：活血化瘀，散瘀止痛。

紫草：清热解毒，消肿。

当归：活血化瘀。

（二）适应证

适用于膝骨关节炎中早期辅助治疗。

（三）禁忌证

婴幼儿颜面部；过敏体质者；妊娠患者。

（四）用物准备

治疗车、治疗盘、中药制剂红花酒、治疗缸、弯盘、棉球（大棉棒）、一次性手套、纱布 2 块、一次性治疗巾等，必要时备中单。

（五）操作规程

1. 衣帽整洁，洗手，戴口罩。

2. 准备并检查用物。

3. 根据医嘱核对治疗单，核对患者身份。

4. 告知患者实施该项技术的方法及目的，取得患者的理解与配合。

方法及目的：将棉球用中药液浸湿后，涂擦患侧局部皮肤，配合相应的手法按摩，以达到活血化瘀、消肿止痛的目的。2 次 /d。

5. 询问患者过敏史，评估患者全身情况及局部皮肤情况。

6. 协助患者取坐位或仰卧位，暴露膝关节，注意保暖，用床帏或屏风遮挡。

7. 铺一次性中单或治疗单，用纱布清洁皮肤。

8. 将棉球用红花酒浸湿后，均匀涂擦患处，范围以超出患处 1～2cm 为宜。

9. 涂擦过程中随时询问患者有无不适，并及时告知患者红花酒由红花等多种中药制作而成，可直接作用于肢体相应部位，渗透至肌肤，深入筋骨，以更好地发挥药效。

10. 涂擦后,必要时配合手法按摩,从肢体远端开始向近端按摩,且手法轻重以患者感觉舒适为度。按摩结束后用纱布清洁皮肤。

11. 协助患者摆舒适体位,整理床单位。

12. 整理用物,洗手,记录、签名。

(六)注意事项

1. 涂擦前,询问患者有无过敏史,如对乙醇溶液及中药过敏,禁止使用。

2. 涂擦前,清洁局部皮肤,观察局部皮肤是否有破损。

3. 用棉球(大棉棒)蘸取中药液涂擦,干湿度以不滴水为宜,涂擦要均匀。

4. 涂擦后,观察局部及全身情况,如出现丘疹、瘙痒或局部肿胀等过敏现象,应及时停止操作,并将中药液擦拭干净同时报告医师,配合处理。

(七)风险点

1. 有皮肤过敏的可能。

2. 有皮肤完整性受损的可能。

(八)风险管控措施

1. 有皮肤过敏的可能

(1)全面评估患者,询问患者有无皮肤、乙醇溶液、中药、胶布过敏史。

(2)操作前评估患者皮肤情况,治疗过程中加强巡视和观察。

（3）如出现皮肤过敏现象，立即停止操作，并将中药液擦拭干净，保持皮肤干燥，告知医师，必要时给予抗过敏药物。

2. 有皮肤完整性受损的可能

（1）中药涂擦时，注意力度适中，不可力度过大。

（2）肿胀期患者进行中药涂擦时，要关注肿胀部位的皮肤情况，防止力度过大导致皮肤受损。

（九）健康宣教

1. 在治疗过程中，对于中药液的温度、手法轻重，可随时沟通。

2. 治疗后局部皮肤会有黄色药渍，一般 2~3 天后自行消退。

3. 治疗结束后，涂擦部位如有发红、瘙痒、刺痛等不适，请及时告知医护人员。

二、关键流程

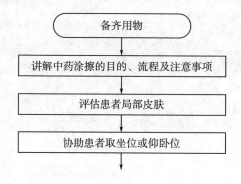

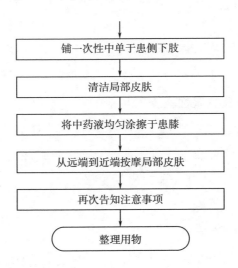

三、关键流程图解

1. 备齐用物，携至床旁。（图 9-1）

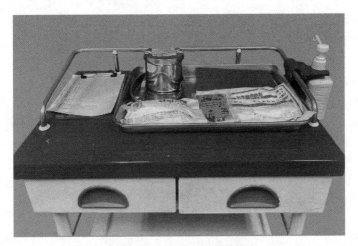

图 9-1　中药涂擦用物准备

2. 协助患者取坐位或仰卧位,暴露膝关节,铺一次性中单或治疗单,用纱布清洁皮肤,评估局部皮肤情况。(图9-2)

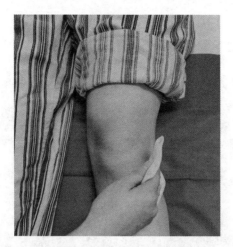

图9-2　清洁、评估皮肤情况

3. 将棉球用红花酒浸湿后,均匀涂擦患处,范围以超出患处1~2cm为宜。(图9-3)

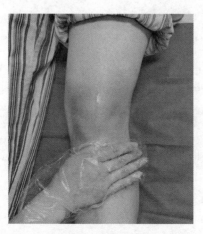

图9-3　涂擦红花酒

4. 涂擦后，必要时配合手法按摩，从肢体远端开始向近端按摩，且手法轻重以患者感觉舒适为度。按摩结束后用纱布清洁皮肤。（图9-4）

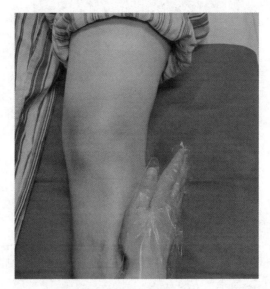

图9-4　按摩

参考文献

[1] 周艳琼,徐德梅,蔡燕琼.改良中药涂擦方法对膝关节骨性关节炎疗效的影响[J].护理实践与研究,2016,13(17):144-145.

[2] 吴振华.中药红花研究进展的概述[J].世界最新医学信息文摘,2019,19(34):33-34.

[3] 王佐梅,肖洪彬,李雪莹,等.中药红花的药理作用及临床应用研究进展[J].中华中医药杂志,2021,36(11):6608-6611.

[4] 孙晓洁,陈立恒,仇永锋,等.中药涂擦联合静脉泵预防老年髋部骨折术后下肢深静脉血栓临床研究[J].陕西中医药大学学报,2022,45(4):105-108.

第十章　中药硬膏热贴敷技术操作规程

一、概述

（一）定义

中药硬膏热贴敷是临床上常用的一种复合性治疗手段，其原理简单、操作简易，即将所用的中药粉碎为末后加入硬膏中，直接敷于患处，使中药中的有效成分渗透至病灶处，从而达到缓解疼痛、促进循环的目的。该技术不对患者造成创伤，舒适度较高，有显著的治疗效果，在临床慢性疾病治疗中具有较高的实用性。研究表明，此法可以改善机体的免疫功能，调节内分泌水平，同时可以增强网状内皮细胞的吞噬能力，从而加快炎症消散、促进组织液吸收，达到抗炎、消肿的目的。

平乐筋骨痛消膏根据平乐郭氏正骨经验方研制。方中威灵仙祛风湿、通络止痛，善走十二经，为君药；因风湿常伴肝肾阴亏、血瘀气滞，故以续断、秦艽、生地黄、白芍、延胡索、川牛膝补肝肾、舒筋止痛，伸筋草祛风散寒、除湿消肿、舒筋活络，共为臣药；丹参益气养血，桃仁、醋香附、桂枝、乌药活血行气消滞,共为佐药;甘草调和诸药,为使药。综观全方,既能祛风湿、通络止痛,又可使气虚得补、血虚得养、瘀滞得行。

（二）适应证

适用于外邪侵体、慢性软组织损伤、慢性劳损性疾病,骨与关节退行性疾病所致疼痛、肿胀、关节活动不利等。

（三）禁忌证

过敏体质者、哺乳期及妊娠期女性慎用,皮肤破损者禁用。

（四）用物准备

治疗车、治疗盘、核对卡、手消毒液、平乐筋骨痛消膏、一次性治疗巾、盐水纱布2块等,必要时备中单。

（五）操作规程

1. 衣帽整洁,洗手,戴口罩。

2. 准备并检查用物。

3. 根据医嘱核对治疗单,核对患者身份。

4. 告知患者实施该项技术的方法及目的,取得患者的理解与配合。

方法:将中药粉碎为末,加入硬膏中,直接敷于患处。每日2次,每次敷6～8小时。

目的:具有活血化瘀、消肿止痛、活络舒筋等功效,可改善局部微循环,促进炎症吸收,减轻疼痛。

5. 询问患者过敏史,评估患者全身情况及局部皮肤情况。

6. 必要时关闭门窗,屏风遮挡,保护患者隐私,注意保暖。

7. 取合适体位,协助患者暴露贴敷部位,注意保暖。

8. 铺一次性治疗巾或中单,用盐水纱布块清洁治疗部位皮肤。

9. 再次核对操作部位,将加热后的平乐筋骨痛消膏贴于患者患侧皮肤,温度适宜,以防烫伤。

10. 操作过程中随时询问患者有无不适。

11. 协助患者取舒适体位,整理床单位。告知相关注意事项。

12. 整理用物,洗手,记录、签名。

13. 6小时后协助去除膏药,用盐水纱布清洁皮肤。

（六）注意事项

1. 贴敷前及时询问患者有无药物过敏史。

2. 过敏体质、孕妇慎用,皮肤破损者禁用。

3. 对于加热后的膏药,贴敷时应注意温度,以防烫伤。

4. 贴敷后应询问患者有无瘙痒、皮疹、水疱等过敏现象,若有过敏反应,立即停止治疗,并及时对症处理。

（七）风险点

1. 有药物过敏的可能。

2. 有皮肤受损的可能。

（八）风险管控措施

1. 有药物过敏的可能

（1）全面评估患者,询问患者有无胶布、药物过敏史。

（2）操作前评估患者皮肤情况,治疗过程中加强巡视和观察。

（3）如出现皮肤过敏现象,立即停止治疗,并将硬膏取下,保持皮肤干燥,告知医师,必要时给予抗过敏药物。

2. **有皮肤受损的可能**

（1）操作前评估皮肤情况。

（2）按要求贴敷 6～8 小时后取下硬膏,避免贴敷时间过长致皮肤出现破损。

（3）治疗结束后清洗患处皮肤。

（九）健康宣教

1. 告知护士贴膏药时自己对温度的感受,以免烫伤。

2. 治疗过程中,不宜随意走动,以防硬膏脱落。

3. 治疗结束后,皮肤如有发痒、皮疹、水疱等不适,及时告知护士。

二、关键流程

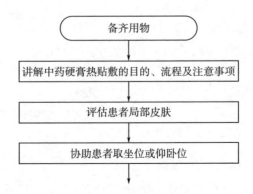

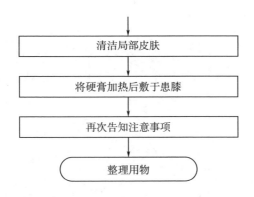

```
        ↓
┌─────────────────────────┐
│     清洁局部皮肤          │
└─────────────────────────┘
        ↓
┌─────────────────────────┐
│   将硬膏加热后敷于患膝    │
└─────────────────────────┘
        ↓
┌─────────────────────────┐
│     再次告知注意事项      │
└─────────────────────────┘
        ↓
(      整理用物             )
```

三、关键流程图解

1. 用物准备。（图10-1）

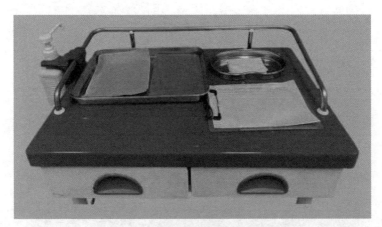

图10-1 中药硬膏热贴敷用物准备

2. 评估患者皮肤情况。（图10-2）

3. 协助患者摆放体位（取仰卧位，膝关节屈曲45°），将加热过的中药硬膏热贴敷贴于皮肤上，温度适宜，以防烫伤。（图10-3）

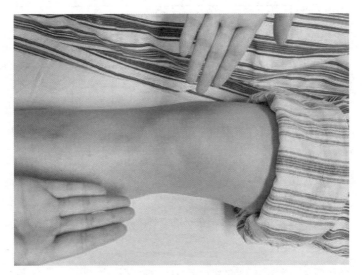

图 10-2　评估皮肤

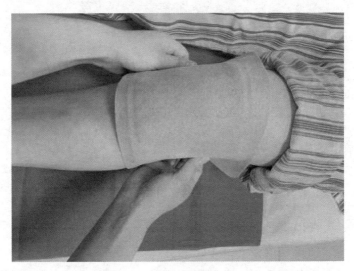

图 10-3　贴中药硬膏热贴敷

4. 加强巡视和观察，6～8 小时后去除膏药。（图 10-4 ）

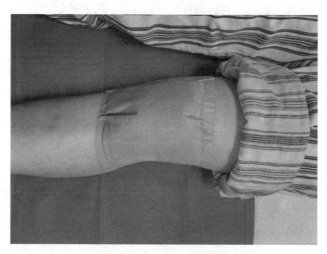

图 10-4　观察期间情况

参考文献

［1］张靖，安永康．中药硬膏贴热贴敷关元治疗脾肾阳虚型功能性便秘临
床观察［J］．中国中医药信息杂志，2017，24（2）：29-32.

［2］于文宁，刘新艳，杨露梅，等．外用清热利湿通络中药治疗湿热痹阻
型类风湿关节炎临床研究［J］．世界中西医结合杂志，2019，14（12）：
1712-1715.

第十一章 膝部推拿技术操作 规程

一、概述

（一）定义

膝部推拿是用推拿手法在足阳明胃经及足太阴脾经循行部位及其膝部周围重点穴位进行施治，可起到疏经通络、行气活血、通则不痛的治疗作用。

（二）适应证

适用于膝骨关节炎（KOA）的各个分型。膝骨关节炎是最常见的渐进性肌肉骨骼疾病之一，属中医学"膝痹""筋痹"范畴，病机为本虚标实。气血亏虚、营卫不和、肝肾亏虚、脾胃虚损是致病的内因，风寒、湿热、劳损、外伤是致病的外在条件。KOA 早期病理变化表现为关节软骨退变、关节骨质增生，继发性出现滑膜炎症、下肢肌群粘连和挛缩，致使关节周围软组织病变，关节内应力分布失衡。研究表明，推拿可通过多种信号转导途径调节相关炎症因子水平，影响软骨细胞增殖、分化、凋亡，进而缓解 KOA 患者的临床症状，预防和延缓疾病进展。

（三）禁忌证

血液病患者或有出血倾向者、脓毒血症患者、严重心脏病患者、重度骨质疏松症患者、久病体质特别虚弱者、妊娠期以及月经期女性、无法承受强烈刺激者、肿瘤或其他感染患者，禁用。皮肤破损处禁推拿。

（四）用物准备

治疗车、治疗盘、治疗卡、小方巾、快速手消毒液、按摩介质（如滑石粉、凉水、红花油等）。

（五）操作规程

1. 衣帽整洁，洗手，戴口罩。

2. 备齐并检查用物。

3. 根据医嘱核对治疗单，核对患者身份。

4. 告知患者实施该项技术的方法及目的，取得患者的理解与配合。

方法及目的：膝部推拿通过刺激膝关节周围的经络、穴位，可促进患膝局部的血液循环，加快新陈代谢，达到疏通经络、调畅气血的目的。每个患膝治疗时间为 15 分钟，每日 1 次。

5. 询问患者过敏史，评估患者全身情况及局部皮肤情况。

6. 协助患者取合适体位，暴露按摩部位，注意保暖，用床帏或屏风遮挡。

7. 推拿治疗。参照严隽陶《推拿学》：①患者取仰卧位，先用㨰法放松大腿股四头肌，以髌骨上部作为重点操作部位，再按揉风市、伏兔、鹤顶、血海等穴。时间约 5 分钟。②用按揉和弹拨法依次在髌韧带、内外侧副韧带处进行操作，重点以内外膝眼、梁丘、鹤顶、足三里、阳陵泉、血海等穴位周围为主，每穴约 1 分钟，并且提拿髌骨。③患者取俯卧位，用㨰法放松大腿后侧、腘窝以及小腿后部肌肉，且按揉委中、承山穴。时间约 5 分钟。④患者取仰卧位，屈髋屈膝，医者一手扶于患侧髌骨，一手握持小腿远端，进行屈膝摇法，且配合膝关节旋转、屈伸等被动运动。时间约 3 分钟。⑤医者施擦法于患膝周围，以透热为度，若接触面为弧形部位（如股四头肌、大腿后侧），则以四指捏拿为主，推动幅度应减小，力量主要作用于患侧肌肉层，并结束手法。

8. 操作过程中随时询问患者的感受和对手法的反应，若有不适则及时调整或停止操作。

9. 协助患者摆舒适体位，整理床单位。

10. 整理用物，洗手，记录、签名。

（六）注意事项

1. 操作者治疗前需修剪指甲。

2. 局部皮肤完好，无疖肿、疤痕、疥癣。

3. 肿瘤或感染患者禁用推拿。

4. 操作过程中，用力要适度，不能在过度饥饿或暴饮暴食后进行操作,最好在饭后2小时进行推拿,注意保暖,保护患者隐私。

（七）风险点

有皮肤完整性受损的可能。

（八）风险管控点

1. 推拿时力度要适中,不可过大。

2. 膝关节肿胀的患者,要关注肿胀部位的皮肤情况,以防力度过大致皮肤受损。

3. 操作过程中及时与患者沟通。

（九）健康宣教

1. 注意做好自身的保暖工作,也要避免推拿后洗澡,否则容易着凉,使寒气侵入,从而加重湿气。

2. 操作过程中,如有任何不适,及时与操作者沟通。

二、关键流程

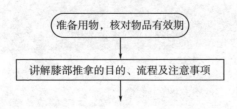

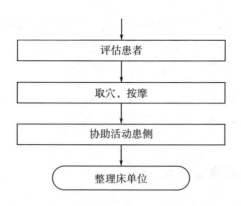

三、关键流程图解

1. **用物准备** 治疗车、治疗盘、治疗卡、小方巾、快速手消毒液。必要时备按摩介质(如滑石粉、凉水、红花油等)。(图11-1)

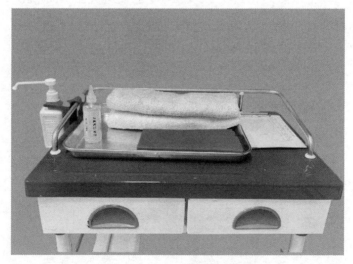

图 11-1 膝部推拿用物准备

2. 用擦法放松大腿股四头肌，以髌骨上部作为重点操作部位，再按揉风市、伏兔、鹤顶、血海等穴。时间约 5 分钟。（图 11-2）

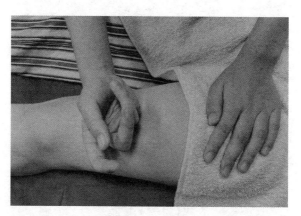

图 11-2　擦法

3. 用按揉和弹拨法依次在髌韧带、内外侧副韧带处进行操作，重点以内外膝眼、梁丘、鹤顶、足三里、阳陵泉、血海等穴位周围为主，每穴约 1 分钟，并且提拿髌骨。（图 11-3）

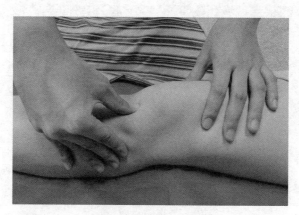

图 11-3　按揉、弹拨

4. 患者取俯卧位,用捺法放松大腿后侧、腘窝以及小腿后部肌肉,且按揉委中、承山穴。时间约5分钟。(图11-4)

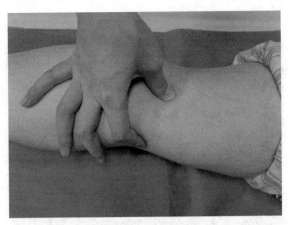

图11-4　按揉

5. 患者取仰卧位,屈髋屈膝,医者一手扶于患侧髌骨,一手握持小腿远端,进行屈膝摇法,且配合膝关节旋转、屈伸等被动运动。时间约3分钟。(图11-5)

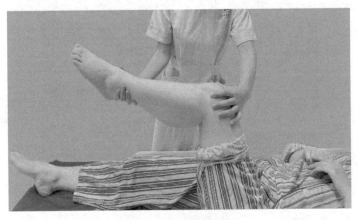

图11-5　屈膝摇法

6. 医者施擦法于患膝周围，以透热为度，若接触面为弧形部位（如股四头肌、大腿后侧），则以四指捏拿为主，推动幅度应减小，力量主要作用于患侧肌肉层，并结束手法。（图11-6）

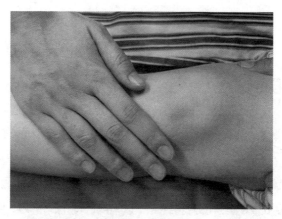

图 11-6　擦法

参考文献

[1] 侯来永，徐瑞泽，唐学章，等 . 推拿结合等速肌力训练治疗膝关节骨性关节炎临床疗效研究 [J]. 中国康复医学杂志，2019，34（5）：551-555，572.

[2] 中国中医药研究促进会骨伤科分会 . 膝骨关节炎中医诊疗指南（2020年版）[J]. 中医正骨，2020，32（10）：1-14.

[3] 陈加荣，李凭跃 . 膝关节骨性关节炎的阶梯治疗原则 [J]. 中国骨科临床与基础研究杂志，2018，10（1）：53-57.

[4] 古来撒尔·艾克拜尔，卢旭昇，刘俊昌，等 . 基于数据挖掘的推拿治疗膝骨关节炎手法及选穴规律分析 [J]. 中国中医药信息杂志，2022，29（5）：23-29.

[5] 严隽陶 . 推拿学 [M]. 北京：中国中医药出版社，2003：175-177.

第十二章　穴位按摩技术操作规程

一、概述

（一）定义

穴位按摩是在中医基础理论指导下，运用按摩手法刺激人体特定的穴位，可疏通经络，调动机体抗病能力，从而达到防病治病、保健强身目的的一种技术操作。

（二）适应证

膝骨关节炎早、中期。

（三）禁忌证

各种骨折、骨质疏松；有出血倾向者；按摩部位有皮肤破损、瘢痕；皮肤病。

（四）用物准备

按摩床、各种规格软垫、治疗巾、大毛巾，必要时备按摩介质（如滑石粉、凉水、红花油等）。

（五）操作规程

1. 衣帽整洁,洗手,戴口罩。

2. 备齐并检查用物。

3. 根据医嘱核对治疗单,核对患者身份。

4. 告知患者实施该项技术的方法及目的,取得患者的理解与配合。

方法:穴位按摩广义上属于推拿范畴。穴位按摩的方法主要有揉法、按法、敲法、推法、拿法、摩法、叩法等。操作过程中,患者取卧位或坐位,膝部放松。按摩的力度由轻到重,以适宜为度,逐渐增加刺激量。按摩过程中若感到局部酸、麻、胀的感觉,即"得气"。每次15～20分钟,每日1次。

目的:强壮筋骨,通经活络、通利关节、调和气血,消肿止痛。

5. 询问患者过敏史,评估患者全身情况及局部皮肤情况。

6. 病房温湿度应适宜,屏风遮挡,保护患者隐私,协助患者取合适体位,注意保暖。取穴:足三里、阳陵泉、阴陵泉、膝阳关、血海、梁丘、鹤顶、内外膝眼、阿是穴。足三里为足阳明经之合穴,因阳明为多气多血之经,主润宗筋,而宗筋主束骨而利关节,故按摩该穴有提高机体抗病能力、补中益气、通经活络的作用;阳陵泉为筋会,而膝为筋之府,故按摩该穴可疏通气血及膝关节经络;阴陵泉是足太阴脾经之合穴,按摩之能滋养筋骨,保持充足血气;按摩阿是穴、内外膝眼可疏通气血,柔筋止痛;膝阳关是足少阳胆经之穴,按摩之有通筋脉、利关节的作用；血海为足太阴脉气所发，按摩之可生血和活血化瘀；梁丘为足阳明胃经的郄穴，按摩之具有调和气血之效；鹤顶是经外奇穴，按摩之可缓解腿足无力、膝关节酸痛症状。患侧膝下垫治疗巾。

7. 再次核对患者及选取按摩穴位。

8. 操作者立于患者患侧，先循经拍打膝关节附近患侧肌肉，使局部肌肉放松，然后以髌骨为核心实施圆心式掌擦直至局部发热，再以指腹使用点按手法按摩选定穴位，每个穴位按压 1 分钟左右。在按摩期间及时询问患者有无"痛、胀、麻、酸"等"得气"感，以局部产生温热感为佳，不可过力，同时注意关注患者神情，若发现不适及时停止操作，并适当饮水、休息。

9. 操作完毕，整理床单位。

10. 整理用物，洗手，记录并签名。

（六）注意事项

1. 操作前护士应修剪指甲，以防损伤患者皮肤。

2. 根据按摩部位，选择相应按摩手法，操作时用力要均匀、柔和、持久，动作灵活。

3. 根据医嘱，选用合适介质，以减少阻力，防止擦伤，或增强按摩作用。

4. 注意保暖，保护患者隐私。

5. 注意操作过程中患者是否出现不良反应，如头晕、心悸、自汗等。若出现不良反应，应立即停止操作并做相应处理。

（七）风险点

有腓总神经损伤的可能。

（八）风险管控措施

1. 按揉阳陵泉时注意力度,应均匀、柔和。

2. 在按摩期间及时询问患者感觉。

3. 注意关注患者神情,若发现不适及时停止操作,并适当饮水、休息。

（九）健康宣教

1. 治疗过程中,如难以忍受,请及时告知,并随时调整按摩力度。

2. 治疗结束后,注意膝部保暖,并适当饮水、休息。

3. 做一些适宜的锻炼,如踝泵运动、直腿抬高训练、股四头肌收缩训练、蹬车练习等。

二、关键流程

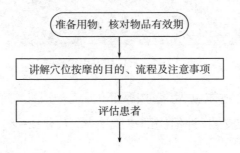

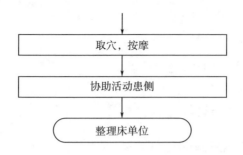

取穴，按摩

协助活动患侧

整理床单位

三、关键流程图解

1. 备齐用物，携至床旁。（图 12-1）

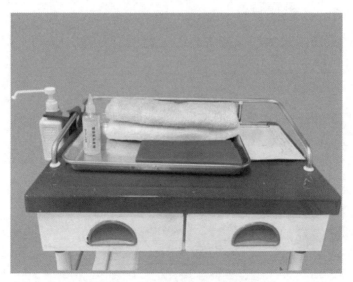

图 12-1　穴位按摩用物准备

2. 取合适体位，暴露按摩部位，铺一次性中单或治疗单，用纱布清洁皮肤，评估局部皮肤情况。（图 12-2）

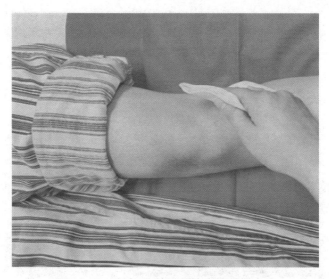

图 12-2　清洁、评估需要按摩的局部皮肤

3. 选取膝关节周围合适的穴位。（图 12-3）

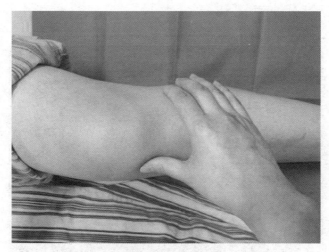

图 12-3　选穴

4. 选择合适的按摩手法（按、揉、叩、摩等法）。（图 12-4）

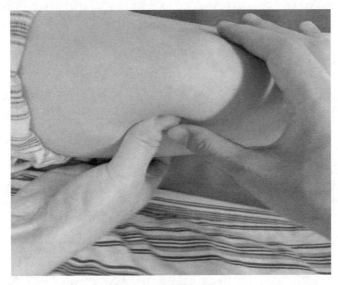

图 12-4 选择按摩手法

5. 按摩力度由轻到重，局部有酸、麻、胀的感觉，每个穴位按摩 1 分钟。（图 12-5）

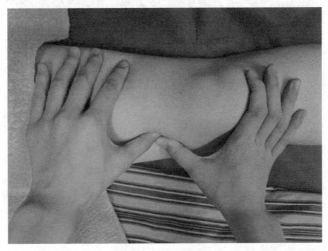

图 12-5 按摩

参考文献

[1] 徐桂华, 刘虹. 中医护理学基础 [M].2 版. 北京: 中国中医药出版社,
2012: 471.

[2] 黄金怀, 蔡党玲, 蓝芸. 中医穴位按摩治疗膝关节骨性关节炎研究现状
[J]. 全科护理, 2019, 17(20): 2475-2478.

[3] 郭慧. 穴位按摩联合中药熏洗对膝关节骨性关节炎患者膝关节功能的
影响 [J]. 实用临床医学, 2022, 23(4): 96-98.

[4] 谢素娟, 朱雪芳, 黄青青. 砭石循经穴位按摩在膝骨性关节炎患者的临
床效果 [J]. 现代养生, 2022, 22(21): 1842-1844.

[5] 朱玉树, 李宇, 尹纪光. 活血止痛散联合穴位按摩治疗膝骨性关节炎的
疗效观察 [J]. 世界最新医学信息文摘, 2019, 19(66): 209-210.

第十三章 七珠展筋散揉药技术操作规程

一、概述

（一）定义

七珠展筋散属于外用药，可以活血消肿止痛、舒筋活络、通利关节、生肌长肉、止血，主要用于慢性劳损所致关节强直、关节屈伸不利、肌肉酸痛以及常见的膝关节疼痛等。七珠展筋散揉药是郭氏正骨经典用药方式之一，以"以痛为腧"理论为指导选取按揉点，运用按摩推拿手法在局部涂揉本药，以激发气血运行，从而起到活血化瘀、舒筋通络、行气止痛的作用。

七珠展筋散药物组成：三七、血竭、乳香、没药、琥珀，可以起到活血化瘀的作用；牛黄配珍珠，能够起到清热解毒、消肿止痛的作用；党参，补中益气；麝香辛散、走窜，既可以加强活血化瘀的功效，又可以增强透皮吸收的能力；延胡索，活血止痛、理气止血；儿茶，活血散瘀。功能主治：活血消肿止痛，舒筋活络，通利关节，生肌长肉；用于慢性劳损所致关节强直、屈伸不利，肌肉酸痛，以及腰腿痛、肩周炎等。

（二）适应证

1. 外伤所致气血瘀滞、肿胀疼痛、筋骨关节疼痛、功能障碍。

2. 慢性筋伤、筋挛、筋膜炎、腱鞘炎、关节僵硬、关节活动不利、劳伤、骨质增生等。

3. 常应用于膝痹风寒湿痹证及瘀血闭阻证。膝骨关节炎（膝痹）风寒湿痹证的证候要点为肢体关节酸痛，痛处固定、有如刀割，或有明显重着感或患处表现肿胀感，关节活动欠灵活，畏风寒，得热则舒，舌质淡，苔白腻；瘀血闭阻证的证候要点为肢体关节刺痛，痛处固定，局部有僵硬感，或麻木不仁，舌质紫暗，苔白而干涩。

（三）禁忌证

红肿热痛的热毒聚结、局部皮肤破损或有皮疹、水疱者忌用，孕妇忌用。

（四）用物准备

治疗车、治疗盘、治疗卡、一次性治疗巾、小纱布2块、七珠展筋散。

（五）操作程序

1. 衣帽整洁，洗手，戴口罩。

2. 备齐并检查用物。

3. 根据医嘱核对治疗单，核对患者身份。

4. 告知患者实施该项技术的方法及目的,取得患者的理解与配合。

方法及目的:运用按摩推拿手法在局部涂揉七珠展筋散,以激发气血运行,从而起到活血化瘀、舒筋通络、行气止痛的作用。

5. 询问患者过敏史,评估患者全身情况及局部皮肤情况。

6. 必要时关闭门窗,屏风遮挡,保护患者隐私,注意保暖。

7. 协助患者取舒适体位,暴露膝关节,选择治疗部位,多取关节之阳侧或者肌腱集中通过处,也可取疼痛点(阿是穴)。评估治疗部位皮肤情况(皮肤完好无破损者,适宜操作)。

8. 操作者用拇指指腹按瓶口,用示指、中指固定瓶底,然后将瓶倒置,使药粉沾在拇指指腹少许。

9. 将沾有药粉的拇指指腹置于选好的揉药点上,余四指固定肢体。

10. 拇指在揉药点皮肤上以顺时针方向环形按揉,手法宜轻,起到摩擦作用即可,不能使局部皮肤活动(皮不动肉动、指腹与患处皮肤若即若离的感觉),从而将药物徐徐揉入,使其渗入皮下吸收。

11. 揉药范围如古铜钱(或五分硬币,或一元硬币)大小,每次环形按揉 70～100 次。轻触皮肤、若即若离,正向环揉古铜钱大小,用力均匀,使微微发热,透皮吸收,以发挥药效。以药尽为度,每处揉药 3～5 个点,每点揉药 3～5 次。7～12 次为 1 个疗程,一日或隔日 1 次。

12. 揉毕,配合关节活动3~5分钟。

13. 协助患者取舒适体位,整理用物。

14. 洗手,记录并签名。

(六) 注意事项

1. 操作者治疗前需修剪指甲。

2. 揉药局部皮肤完好,无疖肿、疔疮、疥癣。

3. 皮肤干燥勿湿。

4. 揉力均匀适中,揉力之轻重以按摩皮肤而皮肤不动为宜。

5. 夏季毛孔开放宜轻,冬季毛孔紧缩宜重。

6. 揉药过程中及时和患者交流,了解患者感受。

(七) 风险点

有药物过敏的可能。

(八) 风险管控措施

1. 全面评估患者,询问有无药物过敏史。

2. 操作前评估患者患侧皮肤情况,治疗过程中勤观察。

3. 如出现皮肤过敏情况,立即停止操作,将局部清洗干净,保持皮肤干燥,告知医师,必要时给予抗过敏药物。

(九) 健康宣教

1. 告知患者正确有效的推拿按摩,能够激发气血的运行,并且能够活血通经,同时配合药力作用能够更好地解决局部气滞血瘀的症状。此外，推拿按摩能够促进气血运行，促进关节积液吸收。

2. 指导患者正确认识膝关节周围的常用穴位，告知患者穴位按摩通过手指刺激腧穴而发挥腧穴的治疗功效，以起到补益肝肾、祛除瘀滞的作用。穴位按摩所选腧穴为阴市、犊鼻、足三里、阳陵泉、血海、绝骨。阴市、犊鼻、足三里为足阳明胃经腧穴。《素问·痿论》云："阳明者，五脏六腑之海，主润宗筋，宗筋主束骨而利机关也。"阴市具有温下焦、散寒除湿、通经络、强腰膝、利关节的作用。犊鼻具有消肿止痛、舒筋活络的作用。足三里为足阳明胃经合穴、胃下合穴，具有补益肝肾、濡润宗筋的作用。

3. 一般来说，揉药后局部皮肤温度可略有升高，休息后可自行缓解。

二、关键流程

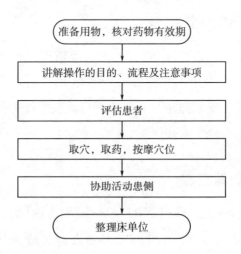

准备用物，核对药物有效期

讲解操作的目的、流程及注意事项

评估患者

取穴，取药，按摩穴位

协助活动患侧

整理床单位

三、关键流程图解

1. **用物准备**　治疗车、治疗盘、治疗卡、一次性治疗巾、小纱布2块、七珠展筋散。（图13-1）

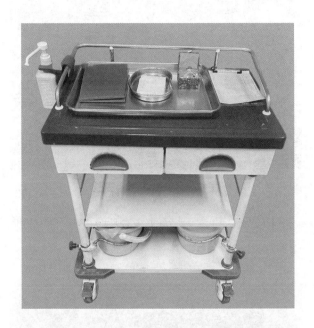

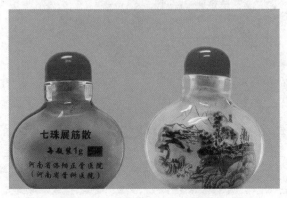

图13-1　用物准备、七珠展筋散

2. 评估局部皮肤情况。(图 13-2)

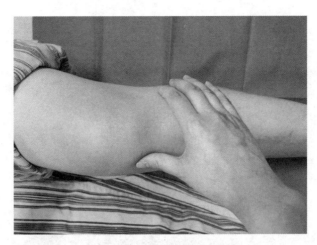

图 13-2　评估局部皮肤

3. 拇指在揉药点皮肤上以顺时针方向环形按揉。
(图 13-3)

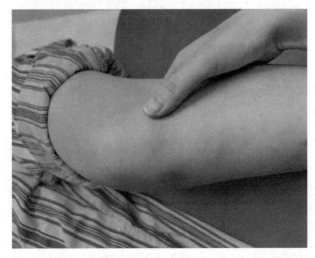

图 13-3　按揉

4. 揉药范围如古铜钱(或五分硬币,或一元硬币)大小。(图13-4)

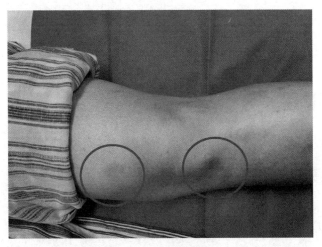

图 13-4　揉药范围

参考文献

[1] 崔树平,李果,徐晓刚.中药熏洗配合七珠展筋散治疗膝骨关节炎临床观察 [J].风湿病与关节炎,2016,5(11):37-40.

[2] 邱小魁.七珠展筋散配合海桐皮汤熏洗治疗膝骨关节炎并滑膜炎(气滞血瘀)的疗效观察 [D].郑州:河南中医药大学,2016.

[3] 阿依古丽·肉孜.中医针灸综合治疗颈肩腰腿痛的临床效果分析 [J].世界最新医学信息文摘,2019,19(54):194-195.

[4] 康华,王国明,杨家祥,等.温针灸结合拔罐治疗寒湿痹阻型膝骨关节炎的临床研究 [J].河北中医药学报,2021,36(4):42-44,48.

[5] 李月凤,王常远,王慧丽,等.《针灸大成》治疗膝关节炎选穴规律探析 [J].河南中医,2020,40(8):1170-1173.

第十四章　热敏灸技术操作规程

一、概述

（一）定义

热敏灸全称"腧穴热敏化艾灸新疗法"，是一种针对热敏腧穴（对热敏腧穴予以艾灸刺激，即可产生透热、扩热、传热、施灸部位不热远处热、施灸部位皮肤不热深部热、非热觉等 6 种特殊感觉），施以个体化饱和消敏灸量的治疗方法。

（二）适应证

膝骨关节炎属于中医学"痹病"范畴。本病多见于中老年人，因劳损日久，肝肾亏虚，筋骨失养，风寒湿邪容易入侵而发病。热敏灸通过将"灸"与"热敏腧穴"相结合，激发经络传感，达到温通经络、促进气血运行、助阳益气、补益肝肾的效果。热敏灸治疗膝骨关节炎的疗效显著，安全性高。在中医临床上，风寒湿 3 种邪气是膝骨关节炎的主要病因。临床上发现，寒湿痹阻证是膝骨关节炎患者的主要证型。研究发现，热敏灸用于治疗寒湿痹阻证患者，效果明显。

（三）禁忌证

空腹、过饱、过饥、醉酒、大渴、大惊、大恐、大怒、极度疲劳者,应慎用。

（四）用物准备

治疗车、治疗盘、弯盘、治疗卡、艾炷、打火机或火柴、治疗碗(内加水)、方纱,必要时备浴巾、屏风。

（五）操作规程

1. 衣帽整洁,洗手,戴口罩。

2. 准备并检查用物。

3. 根据医嘱核对治疗单,核对患者身份。

4. 告知患者实施该项技术的方法及目的,取得患者的理解与配合。

方法及目的:通过寻找膝关节周围对艾灸敏感的腧穴,并在敏感的腧穴上施灸,将"灸"与"热敏腧穴"相结合,激发经络传感,达到温通经络、促进气血运行、助阳益气、补益肝肾的效果。每日1次,每次治疗时间一般为40～60分钟,平均45分钟左右。1个疗程7天,一般治疗2～3个疗程,疗程间相隔2天。

5. 询问患者过敏史,评估患者全身情况及局部皮肤情况。

6. 视情况关闭门窗,遮挡患者。

7. 患者取仰卧位,充分暴露膝关节。

8. 进行热敏腧穴的探查。将热敏灸艾条点燃后，手持调控。用点燃的纯艾条在腧穴热敏高发部位（如局部压痛点，内、外膝眼，梁丘、阴陵泉、血海、阳陵泉等处）探查。热敏腧穴至少具备以下一种得气反应。①透热：灸热从皮肤表面直接向深部组织穿透或感觉表皮不热而深部热；②扩热：灸热以施灸腧穴为中心向周围片状扩散；③传热：灸热从施灸腧穴开始循经络向远部传导，甚至到达病所；④局部（或施灸部位）不热（或微热），而远处感觉甚热；⑤施灸部位皮肤不热（或微热），而皮肤下深部组织甚至胸腹腔器感觉甚热；⑥其他非热感觉：施灸部位或远离施灸部位产生酸、胀、压、重、麻、冷等非热感觉。

9. 在腧穴热敏高发部位的基础上，结合患者主观感受，选 3～5 个热敏腧穴进行温和悬灸，以热敏灸的灸感消失作为每次施灸结束的判定标准。操作过程中应注意适时将艾灰弹入弯盘中，以免发生烫伤。

10. 施灸过程中随时询问患者有无灼痛感，及时调整距离，防止烧伤。

11. 施灸完毕，立即熄灭艾火。用纱布清洁局部皮肤。

12. 协助患者穿衣，整理床单位。

13. 整理用物，洗手，记录并签名。

（六）注意事项

1. 施灸时防止艾灰脱落烧伤皮肤或衣物。

2. 注意观察皮肤情况，对糖尿病、肢体麻木及感觉迟钝患者，尤应注意防止烧伤。

3. 如局部出现小水疱,无须处理,可自行吸收;若水疱较大,可用无菌注射器抽吸疱液,然后用无菌纱布覆盖。

(七)风险点

1. 有烫伤的可能。

2. 有晕灸的可能。

3. 有过敏的可能。

(八)风险管控措施

1. **有烫伤的可能**

(1)向患者讲解热敏灸治疗的相关注意事项。

(2)施灸距离应适宜。

(3)及时弹灰,防止艾灰脱落烧伤皮肤和衣物。

(4)适时询问患者感受,如感到灼烫,可抬高距离稍做停留。

2. **有晕灸的可能**

(1)施灸中,观察患者有无头晕、眼花、恶心、面色苍白等。

(2)初次艾灸或体弱患者,灸的时间宜短,也不可刺激量过大。

(3)发现晕灸应立即停止艾灸,将患者安置于空气流通处,必要时配合抢救。

3. **有过敏的可能**

(1)评估患者有无过敏史。

(2)注意观察患者皮肤有无瘙痒、红疹等情况。

（3）如有胸闷、心慌等不适,及时告知医务人员。

（九）健康宣教

1. 艾灸时不可以过饱或过饥,心情大悲、大喜、大怒时也不可以艾灸,要保持心情平静舒缓。

2. 艾灸后 4 小时内不要碰冷水,6 小时内不要洗澡。艾灸完毕时,全身毛孔打开,注意防寒保暖,以免受凉。

3. 艾灸后要比平常多喝温开水(绝对不能喝冷水或冰水),以便排毒,水温可以稍微高点。不可以喝冷开水,夏天也是如此。有助于排泄器官排出体内毒素。

4. 热敏灸治疗期间饮食注意清淡,避免辛辣刺激的食物,不要食用寒凉食物,比如海鲜、冷饮、凉性水果等。

5. 艾灸完,如果出现疲劳乏力、精神不济,属正常现象。此时身体在进行休整,可稍事休息,避免劳累。

二、关键流程

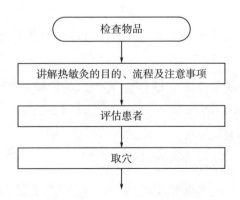

检查物品

讲解热敏灸的目的、流程及注意事项

评估患者

取穴

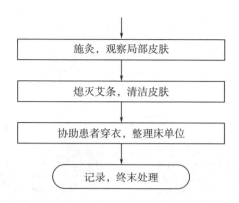

施灸，观察局部皮肤

熄灭艾条，清洁皮肤

协助患者穿衣，整理床单位

记录，终末处理

三、关键流程图解

1. **准备用物** 治疗车、治疗盘、弯盘、治疗卡、艾炷、打火机或火柴、治疗碗（内加水）、方纱。（图14-1）

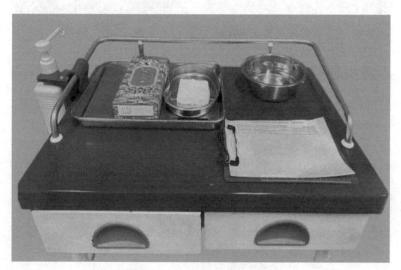

图14-1 热敏灸用物准备

2. 协助患者取仰卧位，查看膝关节皮肤情况。（图14-2）

3. 进行热敏腧穴的探查。(在内、外膝眼及梁丘、阴陵泉、血海、阳陵泉等处探查,选3~5个热敏腧穴进行温和悬灸,以热敏灸的灸感消失作为每次施灸结束的判断标准)(图14-3)

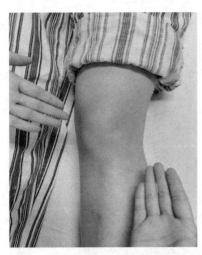
图14-2 查看膝关节皮肤情况

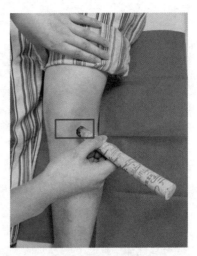
图14-3 热敏灸

参考文献

[1] 陈日新,康明非. 腧穴热敏化艾灸新疗法 [M].北京:人民卫生出版社,2006.

[2] 向珍蛹,茅建春,徐先国,等.膝骨关节炎中医证型分布的流行病学研究 [J].上海中医药杂志,2012,46(12):5-8.

[3] 潘文军,余铁英,吕青青,等.热敏灸治疗退行性膝关节炎30例临床观察 [J].浙江中医杂志,2017,52(10):759.

[4] 刘圣徽,郑江霞,张细凤,等.热敏灸治疗膝骨关节炎meta分析 [J].中国老年保健医学,2022,20(1):48-50,54.

第十五章　蜡疗技术操作规程

一、概论

（一）定义

蜡疗是将石蜡加热融化后,借助其温热和机械的物理特性,将热量传到机体病变部位,达到促进康复目的的一种物理疗法。蜡疗的原理:石蜡可以吸收大量热能,但热量释放得十分缓慢,是以能够产生持久的温热作用,使病变部位毛细血管扩张,可促进血液循环及淋巴回流、兴奋神经组织、缓解肌肉痉挛,从而改善局部软组织充血和水肿,起到缓解疼痛、消除炎症、防止组织粘连等作用。

（二）适应证

蜡疗可以通过温热作用将体内的风寒湿邪驱出体外,而且石蜡在冷却过程中体积逐渐缩小,可以起到机械压迫作用,能够减轻组织水肿,缓解疼痛等症状。蜡疗临床应用较为广泛,治疗膝骨关节炎效果良好。

（三）禁忌证

感觉障碍者、有出血倾向者,伴有心、肝、肾、造血系统等严重疾病者，有感染性疾病者、膝关节周围皮肤有严重破损或破溃者，禁止使用。

（四）用物准备

治疗盘、备好的石蜡、纱布、搪瓷盘或铝盘、塑料布、棉垫、绷带或胶布、测温装置，必要时备屏风、毛毯、小铲刀、毛巾等。

（五）操作规程

1. 衣帽整洁，洗手，戴口罩。
2. 准备并检查用物。
3. 根据医嘱核对治疗单，核对患者身份。
4. 告知患者实施该项技术的方法及目的，取得患者的理解与配合。

方法及目的：将单纯医用石蜡加热熔解冷却至一定温度，敷于患处。蜡疗的温热作用可扩张局部毛细血管，促进血液循环，使局部渗出吸收，有利于组织的再生和修复。同时，石蜡在冷却过程中体积不断缩小，产生的局部机械压迫作用可防止组织内淋巴和血液渗出，减轻组织水肿，而且石蜡与皮肤密切接触，又可以使温热向深部组织传递，起到消炎、解痉、镇痛的作用。每次 30～60 分钟，每天 1 次，14 天为 1 个疗程。

5. 询问患者过敏史，评估患者全身情况及局部皮肤情况。
6. 必要时关闭门窗，屏风遮挡，保护患者隐私。
7. 调节室温。协助患者取半坐卧位，充分暴露蜡疗部位皮肤,注意保暖及隐私保护。

8. 清洁局部皮肤。

9. 采用蜡饼法。将加热后完全熔化的石蜡倒入搪瓷盘或铝盘,厚度约 2~3cm,冷却至初步凝结成块时(表面温度45~50℃),用小铲刀将蜡饼取出,再将蜡块弯曲塑型并完全包裹于膝关节。初始时,让患者感受温度是否适宜,静待 5~10 分钟,若患者能耐受,便用绷带或胶布固定,外包塑料布与棉垫保温。

10. 治疗结束,去除蜡饼。

11. 协助患者穿衣,整理床单位。

12. 整理用物,洗手,记录并签名。

(六)注意事项

1. 局部皮肤有创面或溃疡者,体质虚弱和高热者,急性化脓性炎症、肿瘤、结核、脑动脉硬化、心肾衰竭患者,有出血倾向及出血性疾病者,有温热感觉障碍者,以及婴幼儿、儿童,禁用蜡疗技术。

2. 准确掌握蜡温,不能用力挤压。待石蜡充分凝固后方可敷上。

3. 当患者皮肤发红或出现过敏现象时,应立即报告医师。

4. 治疗结束后休息半小时,注意防寒保暖。

(七)风险点

1. 有发生皮肤烫伤的可能。

2. 有过敏的可能。

（八）风险管控措施

1. 有发生皮肤烫伤的可能

（1）蜡疗前评估患者的局部皮肤情况及对热的耐受程度。

（2）根据医嘱调整治疗时间,避免与其他热疗项目连续做。

（3）及时巡视,询问患者有无不适症状,若感觉局部温度偏高,给予散热,调整温度。

2. 有过敏的可能

（1）全面评估患者,询问患者有无过敏史。

（2）操作前评估患者皮肤情况,治疗过程中加强巡视和观察。

（3）如出现皮肤过敏现象,立即停止治疗。

（九）健康宣教

1. 局部有灼热感或出现红肿、丘疹等情况,应及时告知护士。

2. 治疗时间一般为 30～60 分钟。治疗结束后,注意膝部保暖。

二、关键流程

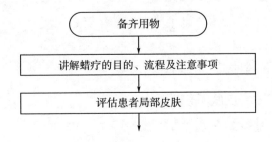

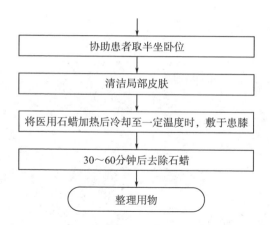

协助患者取半坐卧位

清洁局部皮肤

将医用石蜡加热后冷却至一定温度时，敷于患膝

30～60分钟后去除石蜡

整理用物

三、关键流程图解

1. 用物准备，用蜡疗机熔石蜡。（图15-1）

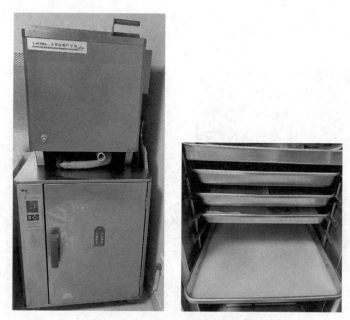

图15-1 蜡疗用物准备（蜡疗机）

2. 取出蜡块,用薄膜包裹。(图15-2)

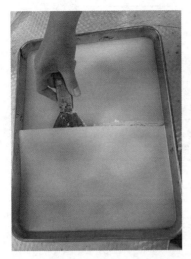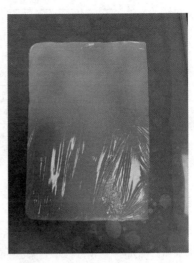

图15-2　蜡块

3. 将蜡块放于膝关节,塑型后,用浴巾覆盖保暖。(图15-3)

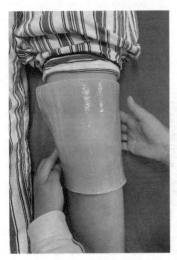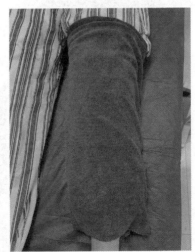

图15-3　蜡疗

参考文献

[1] 管育国, 史伟. 推拿联合蜡疗法治疗腰肌劳损 62 例疗效观察 [J]. 中国实用医药, 2007, 2(9): 56-57.

[2] 王野, 李福生. 中药蜡疗结合超短波治疗膝关节滑膜炎疗效观察[J]. 中华中医药学刊, 2015, 33(8): 1876-1879.

[3] 赵苏丹, 王秋萍, 张玉敏, 等. 不同温度中药蜡疗外敷对膝关节骨性关节炎的疗效观察护理 [J]. 中国医疗设备, 2016, 31(S1): 122.

第十六章　刮痧技术操作规程

一、概论

（一）定义

刮痧是指在治疗部位涂擦刮痧油、药酒、活血剂等润滑剂后，使用边缘光滑的工具如梳子、瓷匙、水牛角等，在治疗部位反复刮动、摩擦，从而达到防治疾病目的的一种中医传统疗法。刮痧有促进全身气血通畅的功效，能缓解或消除治疗部位的疼痛，可用于缓解早期膝骨关节炎患者的疼痛症状。

（二）适应证

适用于早期膝骨关节炎。

（三）禁忌证

1. 妇女经期及妊娠期禁刮。
2. 皮肤有感染、溃疡、瘢痕或肿瘤的部位禁刮。
3. 有出血倾向的疾病，如血小板减少症、白血病、过敏性紫癜等禁刮。
4. 醉酒、过饥、过饱、过度疲劳以及对刮痧恐惧者,禁刮。

(四)用物准备

治疗车、治疗卡、治疗盘、刮具(牛角刮板)、按摩膏／油、干毛巾,必要时备浴巾、屏风。

(五)操作规程

1. 衣帽整洁,洗手,戴口罩。

2. 准备并检查用物。

3. 根据医嘱核对治疗单,核对患者身份。

4. 告知患者实施该项技术的方法及目的,取得患者的理解与配合。

方法及目的:用牛角刮板在皮肤上进行刮摩,使局部皮肤出现痧斑或痧痕,能起到开泄腠理、祛邪外出、调理气血之功效,以达到疏通经络、活血化瘀的目的。操作时间为15~20分钟。

5. 询问患者过敏史,评估患者全身情况及局部皮肤情况。

6. 必要时关闭门窗,屏风遮挡,保护患者隐私。

7. 协助患者取舒适体位,暴露刮痧部位,注意保暖。膝关节下面放置垫枕,使膝关节屈曲30°。

8. 根据医嘱确定刮痧部位,评估皮肤情况。

9. 清洁治疗区域皮肤,将按摩膏／油涂于治疗区域。

10. 用温水或药液沾湿牛角刮板,然后手拿牛角刮板,将刮板厚的一面对着手掌,拇指和其余四指分别握住刮板两边,掌心向下按压,刮板与刮拭方向一般保持在 45°～90°,紧贴皮肤,自上而下均匀刮拭足太阴脾经、足厥阴肝经、足阳明胃经,以患膝所选穴位为重点。轻轻向下顺刮,逐渐加重,沿同一方向,力量均匀,用腕力,一般刮 15 次,以皮肤出现暗红色斑点(痧)为宜,禁用暴力。再让患者取俯卧位,如上法刮拭足少阴肾经、足少阳胆经、足太阳膀胱经及所选穴位。两次刮痧间隔时间一般为 3～6 天,以皮肤上痧退(即皮肤上痧斑完全消失)为准。5 次为 1 个疗程,治疗 2 个疗程。

11. 刮痧过程中,注意询问患者有无不适,观察病情及局部皮肤颜色变化,以便调节手法力度。

12. 刮痧完毕,用干毛巾清洁局部皮肤,协助患者整理衣物,取舒适卧位。

13. 清理用物,洗手,记录。

(六)注意事项

1. 治疗时应注意室内保暖,尤其是冬季应避免处于寒冷与风口处,夏季应避免风扇直接吹刮拭部位。

2. 刮痧的器具边缘必须光滑、圆钝,若有破损或毛糙则不得使用,以免刮破皮肤。

3. 操作时,应单向刮动,用力均匀,轻重以患者能耐受为度。

4. 刮痧过程中应观察患者面色、脉象、汗出等情况,如有异常应立即停止操作,及时处理。

5. 前次刮痧部位的痧斑未退之前,不宜在原处再进行刮痧。再次刮痧需间隔3～6天，以皮肤上痧退为准。

6. 若有下肢静脉曲张，下肢刮拭方向应从下向上。

（七）风险点

有皮肤完整性受损的可能。

（八）风险管控措施

1. 刮痧时，注意力度适中，不可采用暴力。

2. 肿胀期患者进行刮痧时，要关注肿胀部位的皮肤情况，防止力度过大致皮肤受损。

（九）健康宣教

1. 刮痧后应保持心情愉悦，饮食宜清淡，忌食辛辣刺激、肥甘厚腻之品。

2. 出痧后30分钟内忌洗凉水澡，注意保暖。

3. 出痧后最好饮1杯温开水（最好为淡糖盐水），以补充体内消耗的津液，促进新陈代谢，并休息15～20分钟。

二、关键流程

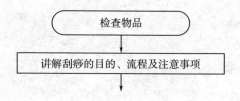

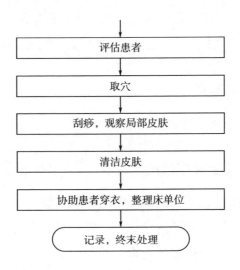

三、关键流程图解

1. **用物准备**　治疗车、治疗卡、治疗盘、刮具（牛角刮板）、按摩膏／油、干毛巾，必要时备浴巾、屏风。（图16-1）

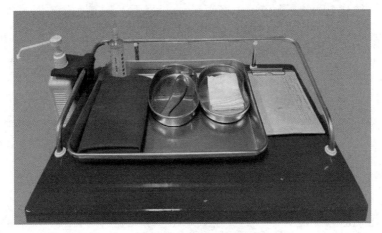

图16-1　刮痧用物准备

2. 协助患者取舒适体位,暴露刮痧部位。(图16-2)

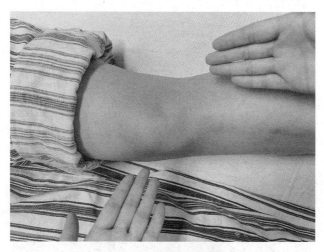

图16-2　暴露刮痧部位

3. 清洁治疗区域皮肤,将按摩膏/油涂于治疗区域。
(图16-3)

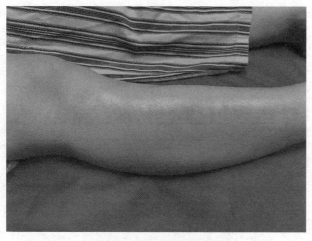

图16-3　涂按摩膏/油

4. 以患膝所选穴位为重点。轻轻向下顺刮，逐渐加重，沿同一方向，力量均匀，用腕力，一般刮 15 次，以皮肤出现暗红色斑点（痧）为度，禁用暴力。（图 16-4）

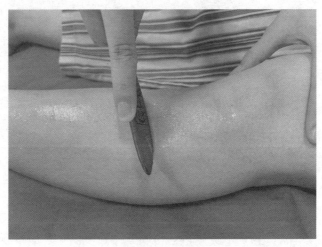

图 16-4　刮痧

参考文献

[1] 陈月红 . 刮痧法治疗肝肾亏虚型早期膝骨性关节炎的临床疗效观察 [D]. 福州：福建中医药大学，2015.

[2] 郑娟霞，郑娟丽，张慧敏，等 . 虎符铜砭刮痧治疗膝痹的效果研究 [J]. 护理研究，2019，33（20）：3636-3638.

55